内 容 简 介

本书以案例形式介绍体液细胞形态诊断的新进展、实用技能和临床经验，共分三章。第一章为35个体液细胞形态诊断沟通案例，每一个案例包括案例经过、沟通体会、专家点评三部分，由国内专业领域资深专家点评案例，分享经验，突出了与临床沟通、与患者沟通的重要性。第二章为69个体液细胞形态病例分析，通过病例资料、细胞形态学检查提示、临床诊断、病例分析四部分展示每一个疾病的诊断过程，包含多学科的检查、综合的诊断思路，开阔读者的视角，丰富检验人员解读疾病的体验。第三章为经典彩图。本书内容实用，涉及临床各种体液标本类型与广泛的病种，包含很多临床不典型、少见、罕见案例，具有较强的新颖性、知识性、可读性。可供临床医学检验工作者、临床医护人员及医学院校的师生参考。

图书在版编目 (CIP) 数据

体液细胞形态诊断案例精选 / 朱凤娇，窦心灵，刘超群主编 . —北京：科学出版社，2022.5
ISBN 978-7-03-072017-7

Ⅰ . ①体… Ⅱ . ①朱… ②窦… ③刘… Ⅲ . ①体液－细胞诊断－案例－汇编 Ⅳ . ① R446.8

中国版本图书馆 CIP 数据核字（2022）第 053237 号

责任编辑：程晓红 / 责任校对：张 娟
责任印制：赵 博 / 封面设计：吴朝洪

科 学 出 版 社 出版
北京东黄城根北街 16 号
邮政编码：100717
http://www.sciencep.com

三河市春园印刷有限公司 印刷
科学出版社发行 各地新华书店经销
*

2022 年 5 月第 一 版 开本：787×1092 1/16
2022 年 5 月第一次印刷 印张：12 1/2
字数：296 000
定价：118.00 元
（如有印装质量问题，我社负责调换）

体液细胞形态诊断案例精选

主 审 吴 茅

主 编 朱凤娇　窦心灵　刘超群

科学出版社

北　京

编著者名单

主　审　吴　茅

主　编　朱凤娇　窦心灵　刘超群

副主编　曹　喻　茹进伟　闫立志　浦怡菁　黄　俊
　　　　夏万宝　华　星　曹　科

编　委　（按姓氏笔画排序）
　　　　朱凤娇　浙江大学第一附属医院三门湾分院
　　　　华　星　安康市中心医院
　　　　刘超群　金华市中医医院
　　　　闫立志　内蒙古包钢医院
　　　　张春莹　四川大学华西医院
　　　　茹进伟　乐昌市人民医院
　　　　夏万宝　上海市松江区中心医院
　　　　浦怡菁　海宁康华医院
　　　　黄　俊　成都市第三人民医院
　　　　曹　科　深圳市儿童医院
　　　　曹　喻　遵义医科大学附属医院
　　　　崔　燕　西安大兴医院
　　　　蒋锦文　东阳市人民医院
　　　　窦心灵　酒泉市人民医院
　　　　蔡清华　联勤保障部队第910医院
　　　　潘　巍　海盐县人民医院

参编人员　（按姓氏笔画排序）
　　　　丁雅婕　成都市第三人民医院
　　　　马　雷　重庆市沙坪坝区陈家桥医院

马彩燕　杭州市富阳区第一人民医院

王　婵　安康市中医医院

王珍妮　浙江省人民医院

王海鲜　临海市第一人民医院

毛晓宁　深圳市儿童医院

尹凤辉　成都市第三人民医院

孔　虹　中国医科大学附属盛京医院

叶远羊　广东三九脑科医院

田　芳　长治医学院附属和平医院

付兆强　上海闸新中西医结合医院有限公司

包丹妮　三门县人民医院

冯玉玲　兰陵县中医医院

刘　苏　常德市第一人民医院

孙　晖　西安市第一医院

孙　磊　长治市人民医院

孙冬梅　金华市中心医院

杜园园　长治医学院附属和平医院

李金丫　河北省人民医院

李洪文　鄂尔多斯市中心医院

李晓红　成都市第三人民医院

李静芳　云南省肿瘤医院

杨春辉　大连医科大学附属第二医院

余启泓　信阳市中心医院

沈佳丽　常州市武进人民医院

张　伦　贵州医科大学第三附属医院

张　艳　深圳市儿童医院

张夏绒　渭北中心医院

张峰伟　宁波市第九医院

陈　红　临沂市人民医院

陈将南　绍兴文理学院附属医院

陈晓婷　晋江市医院

陈清霞　成都市第三人民医院

林雪丹　三门县人民医院

罗小娟　深圳市儿童医院

罗燕萍　深圳市罗湖医院集团罗湖区人民医院

金月丹　义乌復元私立医院

周　麟　诸暨市中医医院

周玉利　浙江大学医学院附属杭州市第一人民医院

周微琳　成都市第三人民医院

郑　文　成都市第三人民医院

郑智弦　梧州市红十字会医院

赵成艳　大连医科大学附属第二医院

赵倩倩　长治医学院附属和平医院

赵舒祺　陕西省人民医院

荆成宝　安康市中心医院

胡　阳　西安市第一医院

胡　艳　成都市第三人民医院

胡韦韦　杭州市临安区中医院

柯琴剑　三门县人民医院

郗　宁　甘肃省人民医院

姚　姝　德清县人民医院

姚　强　深圳市儿童医院

莫红梅　深圳市罗湖医院集团罗湖区人民医院

柴凤霞　酒泉市人民医院

高菊兴　临沂市人民医院

唐玉凤　中国中医科学院西苑医院

黄　涛　深圳市儿童医院

黄仙圣　东莞康华医院

黄春霞　广东三九脑科医院

梁　勤　甘肃省中医院

韩　东　金华市中医医院

程　歌　河南信合医院

童小东　乐山市人民医院

曾蒙颖　常德市第一人民医院

谢书琳　福建医科大学附属福清市医院
谢学贤　东莞康华医院
薛勇达　福建医科大学附属福清市医院
戴红梅　成都市第三人民医院

序

　　《体液细胞形态诊断案例精选》是根据君安医学细胞平台从2021年2月开始组织和收集来自全国各地医院的各类体液细胞学优秀案例编写而成。各位编者以亲身体验和工作经验，通过体液检验与影像、病理技术的比较，寻找差距和亮点，进行报道。书中的病例从不同角度描述体液检验技术的特殊性和临床价值，使本书特点鲜明，更加体现了对临床工作的指导意义。

　　朱凤娇、窦心灵、刘超群三位主编和其他13位编委人员均是君安医学细胞平台的检验技术骨干，他们热爱工作，甘于奉献，为细胞新技术的推广竭尽全力。全书分三大章，分别以叙述方式表达了体液形态案例临床沟通，以案例分析形式表达了体液形态病例分析，以图片形式表达了体液形态学展示。三部分内容的完美结合使本书的形式更加丰富多彩，编写层次更加缜密、清晰，可读性更强。

　　体液细胞技术具有操作简便、形态直观、收费低、报告快捷等优势，是一项公认的医学检验领域的黄金技术，但是一直以来，因传统思维束缚、手工收费太低及技术人员缺乏等原因被人们轻视或遗忘。相信通过该书的一个个生动实战案例，会重新唤起医学界对体液细胞技术的重视，鼓励更多临床检验人员弘扬工匠精神，刻苦钻研，甘于奉献，不断挖掘体液细胞形态学检验的潜力，完善其报告新模式，更好地服务社会，造福患者。

吴　茅

浙江省人民医院

2022年1月

前　言

　　细胞形态诊断是近几年医学检验领域发展迅速，临床诊断价值颇高的学科领域之一，是人工镜检、智能AI与检验数字化优势结合的体现。2013年11月，根据浙江省医药科技成果重点推广项目的要求成立了"君安医学细胞平台"，平台成立初只有39人，发展到目前已达到50 000余人，参与交流的人员已从浙江省覆盖到全国各省市。平台积累了大量优秀病例，覆盖外周血、骨髓、各类体液，大大促进了检验人员形态学技术的提高。2020年，君安医学细胞平台专家委员会发布了浆膜腔积液、支气管肺泡灌洗液、脑脊液细胞形态学检验中国专家共识，进一步为该类标本的细胞学检验，提供规范化、标准化的指导，也将带动其他体液标本细胞学检验的发展。

　　在体液细胞形态诊断中，不同的细胞及其他有形成分的形态识别，形态判断与疾病的关联，是最具有挑战性的。要应对这些挑战，不仅要熟练掌握各种体液标本的取材、制片、染色、镜检的规范化操作，也需要熟悉疾病的相关诊断知识，还需要掌握与临床医师、患者的沟通技巧和书写形态学提示报告。本书选编了胸水、腹水、心包积液、关节液、肺泡灌洗液、脑脊液、尿液、粪便、阴道分泌物及其他穿刺液的图片及104个案例。案例沟通侧重于与临床医师和患者的沟通，从沟通体会中发现问题的关键，领会专家的真知灼见；病例分析侧重于疾病的鉴别诊断与综合分析，同时提供形态学描述及形态学检查提示，在病例分析过程中，获取疾病鉴别诊断的相关知识。本书的特色在于选编病例种类齐全，点评精彩，分析透彻，相信可以给同行以一定的借鉴。

　　本书编写者均来自全国临床一线的细胞形态学工作者，病例来自全国各地医院，凝聚众多专家和学者的心血。在此，感谢在"君安医学细胞平台"上提供原始病例的各位同仁，感谢他们的无私奉献，同时感谢参与大量校稿工作的老师们。由于编者学识及临床经验有限，在编写过程中难免会存在瑕疵和不足，敬请广大读者与专家指正。

主　编

2022年1月

目 录

第一章　体液细胞形态案例沟通 ·· 1

案例1　一元论还是二元论 ·· 1

案例2　遇到胸水不要慌，细胞学检查来帮忙 ··································· 5

案例3　小"黑"大恶，重在形态 ·· 6

案例4　诊断利器，细胞先行 ·· 8

案例5　"被质疑"的体液细胞学检验报告单 ····································· 10

案例6　减不下去的肥，竟是踩了"肿瘤"之雷 ································· 11

案例7　莫以量少而略之 ·· 14

案例8　精准检验要求高，体液细胞见成效 ····································· 15

案例9　形态版"狼"来了的故事 ·· 16

案例10　不知不觉，癌症已转移 ·· 18

案例11　初诊结核，其实不然 ·· 20

案例12　咳嗽老不好，竟是它在作祟 ··· 21

案例13　胸水中的"蜂窝球" ·· 23

案例14　善于隐藏自己的"坏蛋" ··· 24

案例15　体液细胞形态学，病理影像"捡漏"者 ································· 26

案例16　一份形态学报告反映出三大病因 ······································ 27

案例17　体液细胞形态学，先人一步的法宝 ··································· 29

案例18　双瘤合并，雪上加霜 ·· 31

案例19　甲状腺肿大的元凶是谁？ ··· 32

案例20　夜班遇到的一例特殊病例 ··· 34

案例21　形态显神威，镜下拿真凶 ··· 35

案例22　守得云开见月明 ·· 37

案例23　形态学阳性，细菌培养阴性，该听谁的？ ····························· 38

案例24　心脏功能不全，心包积液细胞学来断案 ······························ 40

案例25　头痛原来是肺惹的祸 ·· 42

案例26 脑脊液中惊现"恶魔" ………………………………… 43

案例27 异常细胞欲遁形，脑脊液细胞学显神通 ……………… 45

案例28 令人"头痛"的脑脊液细胞学 …………………………… 47

案例29 一例脑膜转移癌的发现之旅 …………………………… 49

案例30 孙先生水肿之谜 ………………………………………… 50

案例31 三次电话，为何仍然得不到患者信任? ……………… 53

案例32 尿液中惊现"魔鬼"细胞 ……………………………… 56

案例33 蓝色"小炸弹"，再年轻也扛不住! …………………… 58

案例34 牛奶样的肺泡灌洗液 …………………………………… 59

案例35 细针穿刺显神威 ………………………………………… 61

第二章 体液细胞形态病例分析 ………………………………… 63

病例1 液基涂片阴性的胸水检出癌细胞 ……………………… 63

病例2 胸水检出体积大小不一的癌细胞 ……………………… 64

病例3 疑似结核性胸水检出癌细胞 …………………………… 66

病例4 胸水检出核异质细胞伴嗜酸性粒细胞增多 …………… 67

病例5 腹水检出多核的癌细胞 ………………………………… 68

病例6 胸腹水同时检出癌细胞 ………………………………… 70

病例7 胸水检出腺腔样排列的癌细胞 ………………………… 72

病例8 胸水检出小核的癌细胞 ………………………………… 73

病例9 老年女性腹水检出成团的癌细胞 ……………………… 74

病例10 儿童腹水检出腺癌细胞 ………………………………… 76

病例11 胸水检出恶性肿瘤细胞伴大量胆固醇结晶 …………… 78

病例12 胸水检出恶性肿瘤细胞伴大量细菌 …………………… 80

病例13 胸水检出淋巴瘤细胞样的癌细胞 ……………………… 82

病例14 胸水检出"镶嵌状"排列的癌细胞 …………………… 83

病例15 胸水检出"站队样"排列的癌细胞 …………………… 85

病例16 胸水检出裸核样的癌细胞 ……………………………… 86

病例17 胸水检出"城墙样"排列的癌细胞 …………………… 88

病例18 胸水及骨髓同时检出癌细胞 …………………………… 89

病例19 胸水检出多种排列方式的癌细胞 ……………………… 90

病例20 胸水检出淋巴瘤细胞样的癌细胞 ……………………… 92

病例21 胸水检出间皮细胞样的癌细胞 ………………………… 93

病例22 心包积液检出癌细胞 …………………………………… 95

病例23 腹水检出体积巨大的癌细胞 …………………………… 96

病例24　胸水检出间皮瘤细胞 ……………………………………………… 98

病例25　疑似结核性胸水检出淋巴瘤细胞 ………………………………… 99

病例26　胸水检出空泡型淋巴瘤细胞 …………………………………… 101

病例27　胸水检出体积大小不一的淋巴瘤细胞 ………………………… 102

病例28　腹水检出癌细胞样的淋巴瘤细胞 ……………………………… 104

病例29　心包积液检出淋巴瘤细胞 ……………………………………… 105

病例30　腹水检出淋巴瘤细胞 …………………………………………… 107

病例31　胸水检出花瓣核的淋巴瘤细胞 ………………………………… 108

病例32　胸水检出淋巴瘤细胞 …………………………………………… 109

病例33　腹水检出"章鱼样"的淋巴瘤细胞 …………………………… 111

病例34　胸水检出白血病细胞 …………………………………………… 112

病例35　胸水检出大量浆细胞 …………………………………………… 114

病例36　胸水检出"菊花团状"排列的恶性细胞 ……………………… 115

病例37　胸水检出大量成熟淋巴细胞 …………………………………… 117

病例38　胸水检出大量嗜酸性粒细胞及嗜碱性粒细胞 ………………… 118

病例39　腹水检出胆红素结晶 …………………………………………… 120

病例40　盆腔积液检出细菌、真菌、脂肪滴及胆红素结晶 …………… 121

病例41　腹水检出鬼影细胞及真菌 ……………………………………… 123

病例42　关节液检出抗酸杆菌 …………………………………………… 125

病例43　肺泡灌洗液检出癌细胞 ………………………………………… 127

病例44　肺泡灌洗液检出癌细胞及抗酸杆菌 …………………………… 128

病例45　肺泡灌洗液检出病毒包涵体 …………………………………… 130

病例46　肺泡灌洗液检出病毒包涵体及肺孢子菌 ……………………… 131

病例47　肺泡灌洗液检出肺孢子菌 ……………………………………… 133

病例48　肺泡灌洗液检出马尔尼菲篮状菌 ……………………………… 135

病例49　肺泡灌洗液检出诺卡菌 ………………………………………… 136

病例50　肺泡灌洗液检出大量无定形碎片 ……………………………… 138

病例51　肺泡灌洗液及胃液同时检出含铁血黄素细胞 ………………… 140

病例52　脑脊液检出体积较大的癌细胞 ………………………………… 141

病例53　脑脊液检出癌细胞 ……………………………………………… 143

病例54　脑脊液检出间皮细胞样的癌细胞 ……………………………… 144

病例55　脑脊液检出白血病细胞 ………………………………………… 146

病例56　脑脊液检出大量成熟淋巴细胞 ………………………………… 147

病例57　尿液沉渣检出体积较大的癌细胞 ……………………………… 149

病例58　尿液沉渣检出体积大小不一的癌细胞 ················· 150

病例59　尿液沉渣检出诱饵细胞 ····························· 151

病例60　尿液沉渣检出药物结晶 ····························· 153

病例61　粪便检出畸形核的癌细胞 ··························· 154

病例62　粪便检出癌细胞 ································· 156

病例63　肺穿刺组织检出癌细胞 ····························· 157

病例64　淋巴结穿刺液检出癌细胞 ··························· 159

病例65　胸部包块穿刺液检出恶性细胞 ······················· 161

病例66　上臂肿物穿刺液检出恶性细胞 ······················· 162

病例67　肺穿刺液检出上皮样细胞及大量抗酸杆菌 ··············· 163

病例68　阴道分泌物检出癌细胞 ····························· 165

病例69　咳出物检出癌细胞 ······························· 166

第三章　体液形态学图片 ··································· 169

参考文献 ··· 181

专业名词英文缩写 ······································· 184

第一章

体液细胞形态案例沟通

案例1 一元论还是二元论

【案例经过】

呼吸科最近收住了一位81岁的老大爷，以"肺部感染"入院。症状为胸闷气急，呈阵发性，活动后加重，食欲减退，无胸痛、恶心、呕吐等不适。

入院后，胸部CT示：肺气肿，肺大疱，右侧胸腔积液（胸水）并右肺中下叶膨出不全。B超示：右侧胸腔积液，左侧颌下见低回声团，考虑淋巴结肿大。血常规：WBC 5.1×10^9/L，N 72.0%↑，L 13.3%↓。血生化：ADA 37U/L↑，LDH 298U/L↑。血清肿瘤标志物：CEA 392.9ng/ml↑，CA19-9 715.1U/ml↑。胸水生化：TP 62.4g/L↑，ADA 63U/L↑，LDH 1868U/L↑。胸水肿瘤标志物：CEA＞1000ng/ml↑，CA19-9＞1000U/ml↑，CA125 82.24U/ml↑。

入院后首次送检胸水，镜检涂片有核细胞量较多，部分细胞成团分布，体积较大，胞质丰富，边界不清，呈云雾状、泡沫状；胞核大小不一，形态不规则，核染色质着色不均，核仁大而明显，1～3个，形态符合肿瘤细胞（图1-1～图1-4）。结合血清和胸水肿瘤标志物结果，考虑肿瘤细胞。

同时送检病理的胸水脱落细胞学检查，提示未找到恶性肿瘤细胞。由于临床高度怀疑肿瘤转移，后续又连续送检了两次胸水常规细胞学检查和病理脱落细胞学检查。第二次、第三次送检的胸水标本涂片后，有核细胞量已经明显减少，但片尾仍查见异常细胞（图1-5，图1-6），但再次送检的病理脱落细胞学检查仍然提示未找到恶性肿瘤细胞。

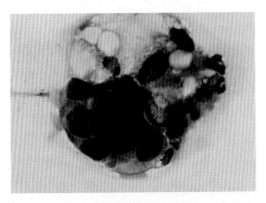

图1-1　胸水，异常细胞，瑞-吉染色，×1000

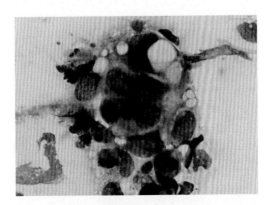

图1-2　胸水，异常细胞，瑞-吉染色，×1000

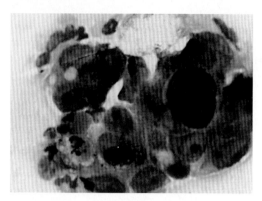

图1-3 胸水，异常细胞，瑞-吉染色，×1000

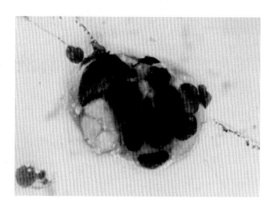

图1-4 胸水，异常细胞，瑞-吉染色，×1000

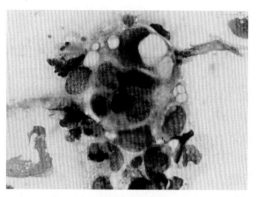

图1-5 胸水，异常细胞，瑞-吉染色，×1000

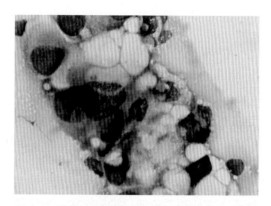

图1-6 胸水，异常细胞，瑞-吉染色，×1000

　　由于病理脱落细胞学检查回报的结果与本科室常规细胞学检查结果不符，于是笔者请教病理科老师。通过交流了解到病理科制片和染色的方法与检验科有所不同，病理科使用的方法（如直接涂片后进行HE染色）会使细胞在制片染色过程中脱水缩小，且常用低倍/高倍视野观察细胞，因此有些体积较小的异常细胞或细胞团就较难辨认，需结合组化染色才能被发现。

　　病理科制作的胸水脱落细胞涂片中，由于细胞体积小，胞核也较规则（图1-7，图1-8），有时与多核巨细胞很难区分，因此未能提示异常细胞，一般病理科医师对单个

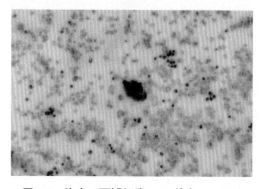

图1-7 胸水，可疑细胞，HE染色，×400

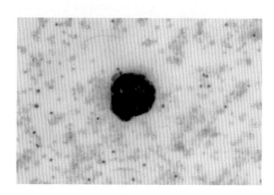

图1-8 胸水，可疑细胞，HE染色，×400

细胞的报告还是比较保守的。

由于该患者有颈部淋巴结肿大，医师申请了淋巴结活检的医嘱，最后病理诊断考虑非霍奇金淋巴瘤，免疫组化染色支持弥漫大B细胞淋巴瘤。

看到这个结果有些出乎意料，我马上找出所有的胸水涂片复片。几张片子寻找全片后还真发现了少量异常淋巴细胞，该类细胞胞体较大，形态不规则；胞质丰富，深蓝色，无颗粒，部分含蜂窝状空泡；胞核畸形、不规则、核染色质粗块状，核仁隐约可见，形态符合淋巴瘤细胞（图1-9，图1-10）。因此该患者体内存在两种异常细胞，是恶性淋巴瘤合并实体瘤的重复癌。

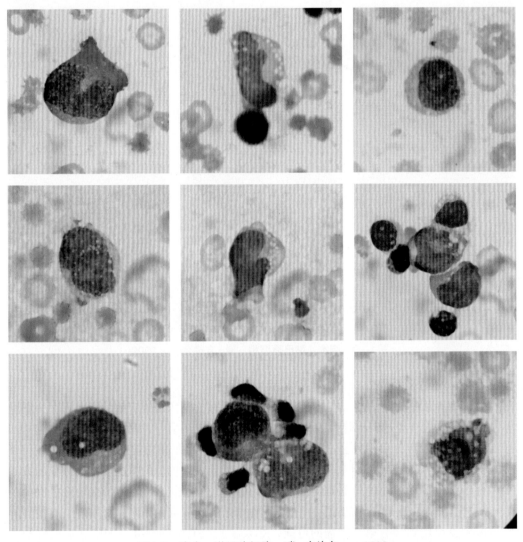

图1-9　胸水，淋巴瘤细胞，瑞-吉染色，×1000

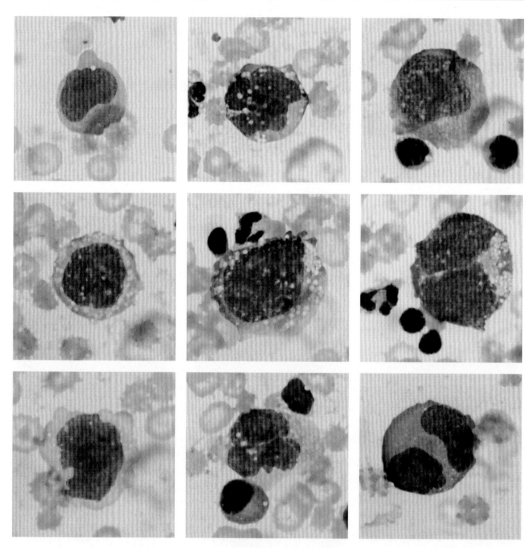

图1-10 胸水，淋巴瘤细胞，瑞-吉染色，×1000

【沟通体会】

由于患者家属放弃治疗，本病例未做进一步检查，临床最终只确诊了弥漫大B细胞淋巴瘤。回顾检查经过，检验科的胸水常规细胞学检查在第一时间找到了异常细胞并回报给临床，临床十分重视并多次送检病理，由于检验科开展的常规细胞学和病理科开展的脱落细胞学检测方法不同，在异常细胞较小、且数量较少的情况下，病理科的方法很难得出明确的诊断。此外病理对淋巴结活检还诊断了淋巴瘤，我们在复检中也找到了异常淋巴细胞，反思漏检的原因：①因为肿瘤细胞体积较大，容易被发现，在找到肿瘤细胞后也没想到会有第二肿瘤的可能；②浆膜腔积液中的免疫母细胞和淋巴瘤细胞形态存在交叉，特别是在数量较少时就更容易漏检，需要结合流式和免疫组化等其他检查。

【专家点评】

目前肿瘤诊断的"金标准"还是病理检查，而重复癌的诊断更需多受累部位的病理送检，恶性淋巴瘤合并实体瘤的重复癌与其他类型重复癌相比，诊断更为困难。本病例的启示是，在临床工作中，我们需警惕，淋巴瘤患者实质脏器受累并非全部都是淋巴瘤侵犯，而实体肿瘤患者肿大的淋巴结并非全部都是实体瘤转移，此时其他的相关检查，尤其是病理活检和细胞形态检查对于淋巴瘤合并实体瘤的诊断非常重要。病理和检验结果可以起到相互补充的作用。

（提供：浦怡菁；审核：窦心灵）

案例2　遇到胸水不要慌，细胞学检查来帮忙

【案例经过】

一名6岁男患儿，以"间断气促、呼吸乏力1个月余"入院，初步诊断：胸腔肿物原因待查。

入院后完善相关检查，血常规：WBC 9.22×10^9/L，N 59.6%，L 33.0%，Hb 129g/L，PLT 680×10^9/L↑。血清肿瘤标志物：NSE 33.53ng/ml↑。胸水生化：TP 46.5g/L↓、LDH 1340U/L↑。骨髓细胞学涂片未见明显异常，骨髓细胞免疫分型未见明显异常。胸部B超：前上纵隔实质性占位性病变累及胸膜；左肺不张；左侧胸腔积液（大量）。胸部CT：前上纵隔、左侧胸腔及胸壁肿块伴可疑骨质破坏，左肺炎并肺不张，左侧胸腔积液、左侧气胸，考虑恶性肿瘤性病变。

胸水常规细胞形态学检查：外观红色，浑浊，李凡他试验（＋），SG 1.029，红细胞计数 $1\,244\,900 \times 10^6$/L↑，有核细胞计数 3664×10^6/L↑；有核细胞分类：单个核细胞89%，多个核细胞11%。形态描述：胸水涂片瑞-吉染色后可见异常细胞，部分细胞融合成团，胞体中等偏大，呈圆形或椭圆形，胞质量少至中等，嗜碱性较强，多数细胞胞质内可见空泡，胞核圆形，部分核偏位，核染色质疏松，核仁1至数个不等。形态学考虑为恶性肿瘤细胞（图1-11～图1-14），建议结合免疫组化及组织病理检查进一步明确。

【沟通体会】

该病例的诊断过程中，胸部B超提示：前上纵隔偏左显示实质性低回声团块，胸部CT提示：恶性肿瘤性病变。胸水常规细胞形态学提示：可见异常细胞，形态符合恶性肿瘤细胞，非淋巴瘤细胞，提示肿瘤细胞胸腔转移，建议结合免疫组化及组织病理学

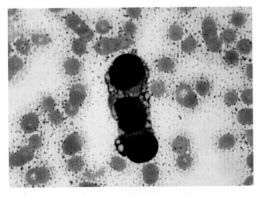

图1-11　胸水，肿瘤细胞，瑞-吉染色，×1000

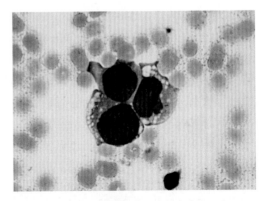

图1-12　胸水，肿瘤细胞，瑞-吉染色，×1000

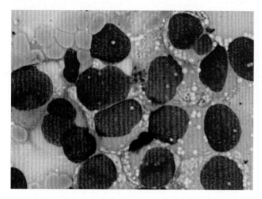
图1-13　胸水，肿瘤细胞，瑞-吉染色，×1000

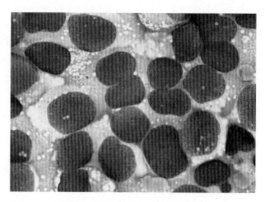
图1-14　胸水，肿瘤细胞，瑞-吉染色，×1000

进一步明确。病理活检：考虑为胸腔腺泡型横纹肌肉瘤。本例患儿在胸水中查见肿瘤细胞，提示肿瘤细胞胸腔转移，报告及时，早于病理检查、基因检查、影像学检查等，为临床指明诊治方向。最终诊断为"胸腔腺泡型横纹肌肉瘤胸腔侵犯"。

【专家点评】

横纹肌肉瘤是一种罕见恶性肿瘤，多发于10岁以下儿童，在儿童软组织肉瘤中最常见。横纹肌肉瘤细胞是由异常生长的早期肌肉细胞发展而来，可发生于身体各个部位，常见于头颈部、四肢和泌尿生殖器官。世界卫生组织（WHO）按组织学类型将其分为胚胎型、腺泡型、多形型或间变型等多种亚型。浆膜腔积液细胞学检查，不仅仅是常规项目的计数，其中寻找有无肿瘤细胞、淋巴瘤细胞、白血病细胞也是重要工作之一，由于积液是肿瘤细胞生长的良好培养基，其宽松的生长环境和肿瘤细胞的无序生长方式，造就了肿瘤细胞的多种形态。有时仅凭形态不一定能完全准确区分出具体恶性的细胞属于哪一种类型，但可以首先提示临床，临床再结合病理等进行下一步检查。尽可能准确识别肿瘤细胞具有重要意义，为临床的诊断和治疗提供可靠的实验室依据，让更多的患者因此获益。

（提供：姚　强　曹　科　黄　涛；审核：窦心灵）

案例3　小"黑"大恶，重在形态

【案例经过】

本案例，形态学特征典型，临床指导意义重大。患者男，65岁。因"咳嗽、咳痰"就诊，患者反复咳嗽、咳痰5年余，多于秋冬寒冷季节好发，每年累计发作时间在3个月以上，经抗感染、止咳化痰、解痉平喘等治疗后症状好转。6天前无明显诱因出现咳嗽、咳痰加重，伴活动后气促，偶有胸闷、双侧季肋区隐痛，左侧明显，左腹股沟肿大。胸部X线检查：右侧大量胸腔积液。

血常规：WBC $7.65×10^9$/L，N 79.7%↑，L 10.6%↓，RBC $3.72×10^{12}$/L↓，Hb 121g/L，PLT $178×10^9$/L。结核相关检查：抗酸杆菌涂片（－），结核杆菌抗体（－），结核杆菌培养（－）。胸水生化：TP 38.63g/L↓，LDH 1336U/L↑。胸水肿瘤标志物：CA125＞1000U/ml↑。

常规细胞形态学检查：外观黑色，浑浊，pH 7.5，比重 1.030，李凡他试验（＋），有核细胞计数 580×10^6/L，红细胞计数 1000×10^6/L↑；有核细胞分类：多个核细胞 95.5%，单个核细胞 4.5%。形态描述：胸水涂片易见异常细胞（图 1-15 ～图 1-18），该类细胞大小不一，呈圆形、卵圆形或不规则形，排列成巢或腺泡状，胞质丰富，胞质内、外见大小均一，数量不等的紫黑色或黑色颗粒，胞核大，呈圆形，常偏位，核染色质疏松细致，核仁 1 个，大而清晰，呈圆形或卵圆形。

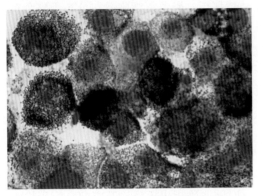

图 1-15　胸水，黑色素瘤细胞，瑞－吉染色，×1000

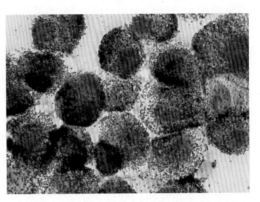

图 1-16　胸水，黑色素瘤细胞，瑞－吉染色，×1000

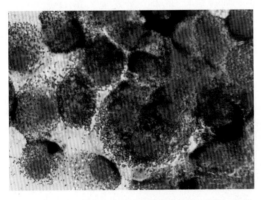

图 1-17　胸水，黑色素瘤细胞，瑞－吉染色，×1000

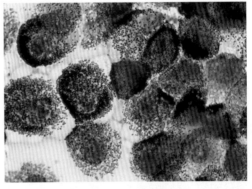

图 1-18　胸水，黑色素瘤细胞，瑞－吉染色，×1000

病理科胸水 TCT 检查：见恶性肿瘤细胞，该类细胞胞核大、异型，核仁明显，胞质内外可见大量黑色素颗粒，疑为恶性黑色素瘤细胞，类型待免疫组化明确。左腹股沟占位穿刺活检示：肿瘤细胞核大、异型，核仁明显，呈巢团状或条索状分布，见大量黑色素颗粒。免疫组化：CK 广灶性（＋）、Vim（＋）、HMB45（＋）、S-100（＋）、CAM5.2 灶性（＋）、Ki-67 阳性细胞约 10%、CgA（－）、TTF-1（－）。病理诊断：结合胸水细胞形态学、HE 及免疫组化，符合恶性黑色素瘤。

【沟通体会】

该患者胸水中细胞形态学符合恶性黑色素瘤诊断，经追踪临床诊断为胸膜恶性黑色素瘤伴胸腔积液。恶性黑色素瘤是来源于黑色素细胞、恶性程度非常高的恶性肿瘤，多发于四肢、头颈部、躯干、足底、外阴等皮肤，亦可见于眼组织、皮肤-黏膜交界处，黏膜者多由黑色素瘤扩散所致，肺及原发于胸膜的恶性黑色素瘤少见，胸膜原发的恶性黑色素瘤临床症状及体征均缺乏特异性，故诊断相对困难。胸膜恶性黑色素瘤的病理发病机制尚不明确，由于现有病例数较少，推测其发病机制可能是：①在胚胎发育早期，黑色素细胞前体位于神经嵴并通过侧面通道神经嵴移行，黑色素细胞散在分布于整个神经内分泌系统，在胚胎形成期，黑色素细胞既可向皮肤表皮或真皮迁移，也可向机体内脏迁移，导致肺、食管及胸膜等地方出现黑色素瘤；②皮肤黑色素痣细胞进入皮肤淋巴管并且通过淋巴系统到达胸膜；③黑色素瘤来源于体内多能干细胞。近数十年来可能由于诊断水平提高，胸膜黑色素瘤的发病率有所增加。

【专家点评】

胸膜的恶性黑色素瘤多表现为胸腔积液，症状及体征无特异性，不易与心力衰竭、结核性胸膜炎、风湿性疾病、胸膜间皮瘤、恶性肿瘤转移、肝肾等疾病相鉴别，常漏诊、误诊。CT表现为胸腔积液和以胸膜改变表现为主的胸膜增厚、叶间裂及脏胸膜可见多发软组织密度结节影。胸水细胞形态学第一时间明确指出疾病诊断方向；病理检查是黑色素瘤诊断的金标准，免疫组织化学染色是鉴别黑色素瘤的主要辅助手段。S-100、HMB-45和波形蛋白（Vimentin）等是诊断黑色素瘤的特异性指标。

（提供：华　星　荆成宝；审核：夏万宝　窦心灵）

案例4　诊断利器，细胞先行

【案例经过】

21岁年轻小伙子，因"间断腹胀伴呼吸困难、全身水肿半个月，加重3天"入院。入院查体：腹部膨隆，全腹硬，右下肢重度凹陷性水肿，左下肢中度凹陷性水肿。外院考虑"腹腔结核"予以异烟肼（H）、利福平（R）、乙胺丁醇（E）和氧氟沙星（O）的抗结核治疗，效果欠佳，3天前上述症状持续加重。初步诊断：多浆膜腔积液待查：肿瘤？结核？其他？

胸部及腹部彩超示：双侧胸腔积液，腹盆腔积液。外院病理：见增生的间皮细胞，淋巴细胞及中性粒细胞，其中见部分退变的核异质细胞。头胸腹部CT：腹盆腔积液，多发肠壁增厚，双侧腹股沟区、腹腔及腹膜后见多发淋巴结，部分增大，腹膜炎征象，结核性？其他？血清肿瘤标志物：AFP、CEA、CA19-9均正常。腹水生化：TP 28.3g/L↓，ALB 20.0g/L↓，ADA 64.8U/L↑，LDH 4119U/L↑。

腹水常规及细胞形态学检查：外观红色，浑浊，李凡他试验（＋），有核细胞计数 20 000.0×10⁶/L↑，红细胞计数18 000.0×10⁶/L↑。形态描述：腹水涂片可见大量异常细胞，该类细胞胞体较大，胞质丰富，着深蓝色，可见空泡，易见拖尾和瘤状突起，胞核大，核染色质细致疏松，呈粗颗粒状，部分细胞核仁明显，1～3个（图1-19～图1-22）。综合以上细胞形态特征考虑恶性细胞，淋巴瘤可能。

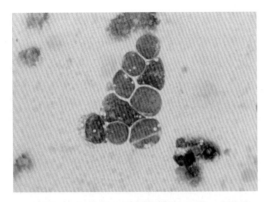

图1-19 胸水，淋巴瘤细胞，瑞-吉染色，×1000

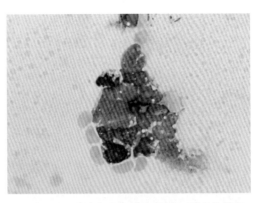

图1-20 胸水，淋巴瘤细胞，瑞-吉染色，×1000

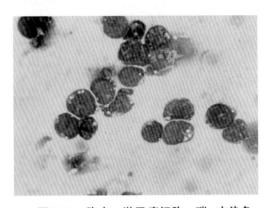

图1-21 胸水，淋巴瘤细胞，瑞-吉染色，×1000

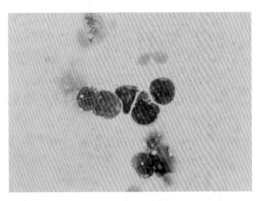

图1-22 胸水，淋巴瘤细胞，瑞-吉染色，×1000

【沟通体会】

本例患者起病急，病情进展快，多浆膜腔积液原因不明确。最初5月6日病理仅提示查见部分退变的核异质细胞，未进行明确，临床以腹腔结核进行治疗，效果不佳，暂无法确定患者的浆膜腔积液是肿瘤还是结核引起。按照时间顺序，5月9日及5月12日腹水常规细胞学报告查见异常细胞，淋巴瘤细胞不能除外之后，临床医师行骨髓穿刺检查及腹水流式检查进一步明确诊断，5月13日流式提示腹水查见异常表型克隆性淋巴细胞，同时病理提示怀疑淋巴造血组织肿瘤，5月20日病理明确诊断，该患者为非霍奇金淋巴瘤。

【专家点评】

非霍奇金淋巴瘤（NHL）是一组起源于淋巴结和淋巴组织的恶性肿瘤的总称。临床上主要表现为无痛性进行性的淋巴结肿大或局部肿块，症状具有全身性及多样性等特点。根据肿瘤细胞的起源部位可分为成熟B细胞来源的淋巴瘤、成熟T细胞和NK细胞淋巴瘤。浆膜腔内为单层的间皮细胞所覆盖，很容易受到炎症、肿瘤、消化液等破坏，所以浆膜腔积液有形成分内容十分丰富。此患者外周血未见到淋巴瘤细胞，有可能骨髓穿刺也不一定见到，但是往往在浆膜腔积液中就能找到，并且常规细胞学报告时间早于病理，可提示重要信息，为临床医师诊断疾病提供重要线索和方向。早发现、早诊断、早治疗对患者非常重要，常规细胞学检查为患者临床诊断给予了早期提示作用。

（提供：张春莹；审核：窦心灵）

案例5 "被质疑"的体液细胞学检验报告单

【案例经过】

63岁男性患者，以"无明显诱因出现左侧胸痛，伴有咳嗽、咳白色黏痰"就诊于当地人民医院门诊，胸部X线片示"左下肺肺不张伴胸腔积液"，经输液治疗后胸痛症状无明显缓解。患者为求进一步治疗，转入我院，以"胸腔积液性质待查"收住呼吸科。

血常规检查结果基本正常；微生物涂片：抗酸杆菌（－）、真菌（－）；血清肿瘤标志物：CEA 14.68μg/ml↑，CYFRA211 5.70ng/ml↑；胸水肿瘤标志物：CEA 282.70μg/L↑；胸腹水生化结果大致正常。病理液基检查：连续送检3次病理结果为可见淋巴细胞，间皮细胞，中性粒细胞，未查见异常细胞。

常规细胞形态学检查：外观黄色、浑浊，李凡他试验（＋），有核细胞计数 620×10⁶/L↑；有核细胞分类：淋巴细胞43%，巨噬细胞43%，中性粒细胞6%，嗜酸性粒细胞6%，间皮细胞2%，查见少量异常细胞。形态描述：片尾可见少量异常细胞，该类细胞胞体较大，胞质丰富，着色灰蓝，胞核畸形，部分细胞可见核仁（图1-23～图1-26）。

【沟通体会】

细胞形态学检查提示查见异常细胞，考虑转移性肿瘤细胞可能。最后，临床诊断为肺低分化腺癌。该患者的胸腔积液标本涂片镜下有核细胞量不多，以淋巴细胞和巨噬细胞为主，起初并未查见异常细胞，我们在浏览该患者的相关检验报告及病历信息时，发现CEA等肿瘤标志物结果异常增高。这一点给予了重要提示：该患者可能有异常细胞。于是，重新对该标本富集细胞后制片、阅片。在经过6张涂片的地毯式搜寻后，终于在"非海岸线地带"找到了可疑恶性细胞，并给予临床及时提示。最后事实

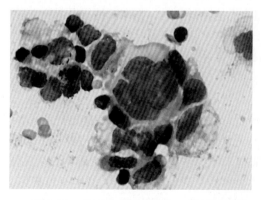

图1-23　胸水，异常细胞，瑞-吉染色，×1000

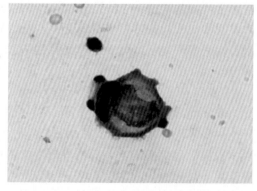

图1-24　胸水，异常细胞，瑞-吉染色，×1000

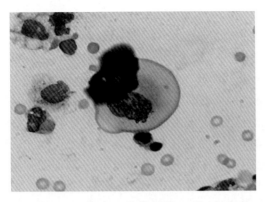

图1-25 胸水，异常细胞，瑞-吉染色，×1000

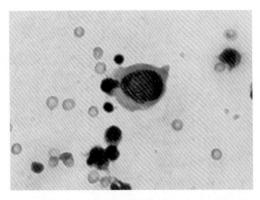

图1-26 胸水，异常细胞，瑞-吉染色，×1000

证明了细胞形态学的结果：在形态学报告10天后，医师反馈影像学找到患者肺部病灶。免疫组化检查：形态学报告17天后，免疫组化结果显示左肺查见癌细胞，考虑低分化腺癌。

【专家点评】

常规胸腔积液检查不能停留于"有核细胞总数、蛋白定性、细胞分类等"单一数字化报告，因其具有潜在的特殊提示价值，我们应更加注重这些为数不多的细胞，以及它们的良性与恶性。在缜密阅片的同时，我们更应具备全面分析相关报告数据的能力，不放过每一个异常提示，并顺藤摸瓜、发现根源。该病例在有核细胞数量少、初次制片未检出异常、"常规海岸线"搜索转换为"地毯式排查"，最终在"非海岸线地带"找到了可疑恶性细胞。在形态学检验报告发出10天后医师反馈肺部找到病灶，半个月后免疫组化结果确定左肺查见癌细胞，考虑低分化腺癌，证实了形态学检验报告的最初考虑方向，梳理整个病例过程，值得我们学习、思考和借鉴。

（提供：杜园园 赵倩倩；审核：崔 燕 窦心灵）

案例6 减不下去的肥，竟是踩了"肿瘤"之雷

【案例经过】

一位38岁女士，自述有发作性气喘4年之久，近1周有加重，自服头孢曲松抗感染治疗3天效果不佳，临床以"支气管哮喘急性发作期? 肺结核? "收治入院。患者近期体重增加10余斤，伴腹胀、恶心。既往有肺结核病史，曾抗结核治疗4个月；体格检查：体型肥胖，腹膨隆，移动性浊音阳性。

血常规：WBC 6.22×10^9/L，N 74.5%↑，RBC 4.88×10^{12}/L，Hb 125g/L，PLT 333×10^9/L↑。血生化：TP 51.5g/L↓，ALB 24.9g/L↓，LDH 299.0U/L↑。胸水生化：TP 47.0g/L，ADA 6.0U/L，LDH 331U/L↑。腹水生化：TP 47.2g/L，ADA 6.0U/L，LDH 299U/L↑。血清肿瘤标志物：CA125＞1000U/ml↑，CA153 254.15U/ml↑，CA19-9 35.00U/ml↑，HE4 705.90pmol/l↑。胸腹部CT平扫：①双肺改变，考虑感染性病变所致；双侧胸腔大量积液伴双肺压缩性肺不张；右肺上叶钙化灶。②肝左叶囊肿，腹水。

常规细胞形态学检查：胸水常规：外观、浑浊，pH 7.5，SG 1.030，李凡他试验（＋），红细胞计数500×10⁶/L↑，有核细胞计数1440×10⁶/L↑；有核细胞分类：多个核细胞93.5%，单个核细胞6.5%。形态描述：涂片中异常细胞易见（图1-27～图1-30），该类细胞胞体较大，立体感强，成团或腺腔样紧密排列；胞质丰富，嗜碱性强，染深蓝色，可见空泡；胞核大小不一，排列紊乱，呈圆形、类圆形或畸形，染色质粗颗粒，核仁明显可见。腹水常规：外观黄色、浑浊，pH 7.5，比重1.025，李凡他试验（＋），红细胞计数200×10⁶/L，有核细胞计数668×10⁶/L，有核细胞分类：多个核细胞88.0%，单个核细胞12.0%。形态描述：涂片中异常细胞易见（图1-31～图1-34），该类细胞胞体较大，囊泡样结构明显，胞质丰富，云雾状；胞核大小不一，排列紊乱，呈圆形、类圆形或畸形，染色质粗颗粒，核仁隐约可见。

1周后的病理检查也证实了我们的判断。病理科检查：胸水（左侧）、腹水查见恶性肿瘤细胞，结合免疫组化符合腺癌，来源提示：①乳腺、消化道、肾可能性小；②女性生殖道（卵巢）可能性大。

【沟通体会】

形态学符合恶性肿瘤细胞，似腺癌，经追踪临床诊断为卵巢癌浆膜腔转移。年轻女

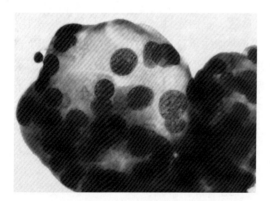

图1-27 胸水，肿瘤细胞，瑞-吉染色，×1000

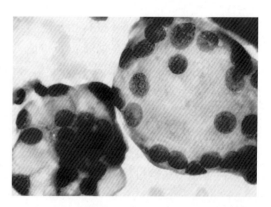

图1-28 胸水，肿瘤细胞，瑞-吉染色，×1000

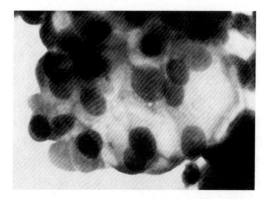

图1-29 胸水，肿瘤细胞，瑞-吉染色，×1000

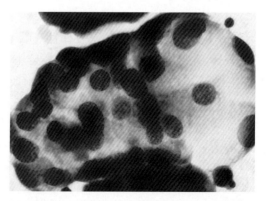

图1-30 胸水，肿瘤细胞，瑞-吉染色，×1000

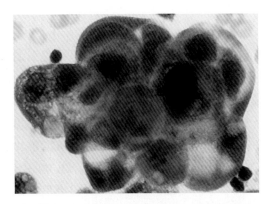

图1-31 腹水，肿瘤细胞，瑞-吉染色，
×1000

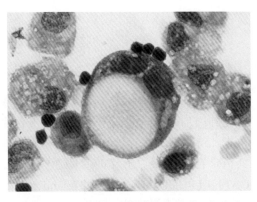

图1-32 腹水，肿瘤细胞，瑞-吉染色，
×1000

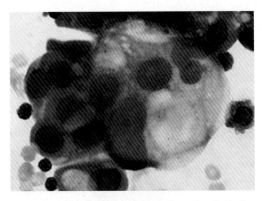

图1-33 腹水，肿瘤细胞，瑞-吉染色，
×1000

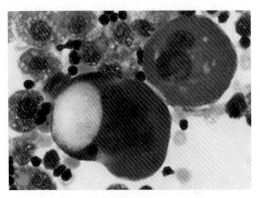

图1-34 腹水，肿瘤细胞，瑞-吉染色，
×1000

性，数月之间不明原因增重10余斤，且出现咳嗽气喘的症状。正为体重上升而苦恼不已时，却查出血清肿瘤标志物CA19-9、CA125、CA153及HE4异常升高，提示恶性肿瘤可能，对于患者来说无疑是晴天霹雳，然而福祸相依，伴随着浆膜腔出现大量积液，检验人员通过常规胸、腹水常规细胞学检查手段，快而准地从胸、腹水中同时检出恶性肿瘤细胞，且形态特征典型。

【专家点评】

胸腔积液、腹水均检出肿瘤细胞，说明已经多处转移。时间就是生命，该病例的形态学诊断又快又准，并且比同步送检的病理检查早出1周时间，给出临床正确的诊断方向，为年轻患者赢得宝贵的救治时间。体液标本细胞形态学技术作为检验学科的优势特色专长，应积极推广普及，发挥形态学检验应有的临床指导价值，人尽其才、物尽其用，更好地服务于临床，把简单的工作做到极致，就是创新！

（提供：华　星　荆成宝；审核：夏万宝　窦心灵）

案例7　莫以量少而略之

【案例经过】

这是一位78岁的大爷，因"反复咳嗽咳痰2年，再发伴气促1周"入院。胸部CT：右侧肺门部肿块、部分肺不张及支气管狭窄、闭塞，合并大量胸腔积液，建议进一步检查，待排恶性肿瘤。下午拿到胸水标本，常规检查之后立即进行离心，取沉渣推片染色。在等待涂片干燥的时间里，查阅患者血清肿瘤标志物：CA125 825.90U/ml↑，CA19-9 174.90U/ml↑，NSE 27.95ng/ml↑，CYFRA211 21.27ng/ml↑。胸水CEA 6.41μg/L↑。似乎符合肿瘤的血清学特点。

油镜下见全片以淋巴细胞为主，占60%，间皮细胞、巨噬细胞可见，乍一看似乎没有太大的异常。因为临床考虑肿瘤可能，我丝毫不敢怠慢，仔细寻找了半个多小时，突然片尾"海岸线"上的两团细胞引起了我的注意，该类细胞胞体大，形态不规则，胞质丰富，胞核大、畸形，可见核仁，核浆比高（图1-35，图1-36）。

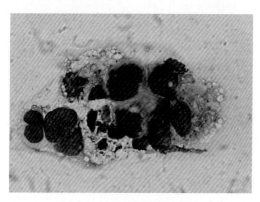
图1-35　胸水，异常细胞，瑞氏染色，×1000

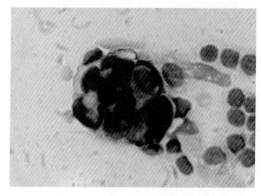
图1-36　胸水，异常细胞，瑞氏染色，×1000

这不就是典型的肿瘤细胞吗！经过我们的提示，临床又加做了病理检查和PET-CT。PET-CT提示：考虑周围性肺癌，并考虑转移到右肺胸膜、右肺门及纵隔7区淋巴结、肝脏、左侧坐骨支等处。病理检查的纤维支气管镜毛刷片内未见明确恶性肿瘤。综合所有检查结果，临床最终诊断为"周围型肺癌伴多发转移"，与检验科镜下结果是一致的。

【沟通体会】

该病例无肿瘤病史，最初仅送检胸水常规，胸水有核细胞量不多，整张涂片的尾部"海岸线"仅见两个小的细胞团，细胞形态学提示异常细胞。随即联系临床，临床医师根据检验科给出的细胞学查见异常细胞的提示，进一步送病理检查和进行影像学检查，最终证实了恶性肿瘤的诊断，常规细胞学检查在疾病诊断中起到了关键性作用。

【专家点评】

周围型肺癌以腺癌为主，纤维支气管镜毛刷片内未见明确恶性肿瘤，因为常规纤维支气管镜一般只能刷到5级支气管，超细的可以刷到7级，而肺从主支气管到肺泡一共分为24级，7级以下是无法刷检到的，因此刷检的假阴性是可能存在的。此时还可以通过肺泡灌洗液来查找肿瘤细胞，弥补纤维支气管镜的局限。如果实体瘤转移到胸水中，则可以通过胸水的细胞学检查来查找恶性细胞。此案例胸水细胞很少，除注意细胞形态外，应结合影像学、肿瘤标志物等做出综合分析就不难做出判断。这也提醒检验工作者在平时工作中应该认真对待每一份标本，莫以量少而略之。

（提供：马彩燕；审核：张春莹）

案例8　精准检验要求高，体液细胞见成效

【案例经过】

年轻男性患者，22岁，突然咳嗽、气短，并伴左侧肋部疼痛，半个月后入院治疗。

血常规：WBC 4.6×10^9/L，N 64.1%，RBC 5.34×10^{12}/L，Hb 158g/L，PLT 233×10^9/L。血生化：TBIL 38.2μmol/L↑，DBIL 11.8μmol/L↑，IBIL 26.4μmol/L↑，LDH 533U/L↑。肺癌相关血清肿瘤标志物：均正常。胸水生化：ADA 52U/L↑，LDH 842U/L↑。胸部CT平扫+增强：前上纵隔占位性病变征象，结合强化，多考虑恶性肿瘤性病变，侵袭性胸腺瘤可能。胸水病理细胞学：未见肿瘤细胞。

胸水常规细胞形态学检查：外观黄色、微浊，李凡他试验（+），有核细胞计数 2830×10^6/L↑，红细胞计数 $10\ 000 \times 10^6$/L↑；有核细胞分类：淋巴细胞75%，中性粒细胞15%，全片可见少量异常细胞。形态描述：涂片有核细胞明显增多，可见少量异常细胞，该类细胞散在分布，胞体大小不等，胞质强嗜碱性，着色深蓝色，胞质丰富，部分细胞内可见小空泡，胞核畸形，一个或多个，染色质粗糙、致密，核仁明显（图1-37～图1-40）。

【沟通体会】

该案例常规细胞形态学检查可见少量异常细胞，依据细胞形态特点，考虑肿瘤细

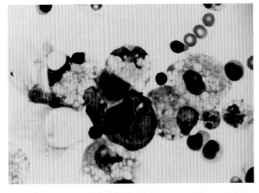

图1-37　胸水，异常细胞，瑞-吉染色，×1000

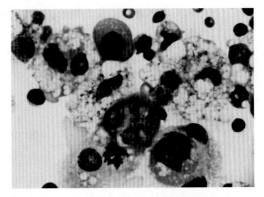

图1-38　胸水，异常细胞，瑞-吉染色，×1000

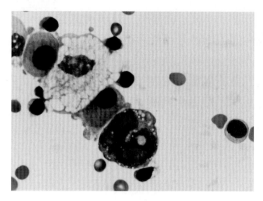

图1-39　胸水，异常细胞，瑞-吉染色，
×1000

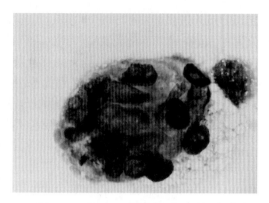

图1-40　胸水，异常细胞，瑞-吉染色，
×1000

胞，建议结合免疫组化结果进一步明确。几天后免疫组化结果：CD3（散在＋）、CD5（散在＋）、CD10（－）、CD20（＋）、CD21（FDC网破坏）、CD30（－）、CD79a（＋）、Ki-67（＋，80%）、bcl-2（＋）、bcl-6（＋）、MUM-1（－）、CKP（上皮＋）、PAX-5（＋）。考虑原发纵隔（胸腺）大B细胞淋巴瘤。

【专家点评】

该病例系年轻男性患者，咳嗽、气短等并出现胸腔积液，临床一般先考虑结核病，在胸水细胞学检查快速检出肿瘤细胞后，及时上报给临床，遂医师申请加急CT平扫，CT也考虑恶性肿瘤性病变，而胸水病理细胞学及液基细胞学均未报告肿瘤细胞，于是临床医师将胸腔积液引流干净后，又申请增强CT，同样支持恶性诊断，最终免疫组化结果明确原发性纵隔（胸腺）大B细胞淋巴瘤。

检验科胸水细胞学检查查见典型的肿瘤细胞，并在1小时内给出临床明确诊断方向与依据，但病理细胞学检查未见异常细胞。因为体液细胞学检验从标本量、标本浓缩、制片、染色到镜检，尤其是油镜观察细胞等方面有明显优势，油镜下细胞结构、细胞间的对比、细胞内容物更为直观清晰，经常可以帮助我们发现一些体积较小的异常细胞或其他有形成分，为临床诊断另辟蹊径，学科间的互补性得以体现。

（提供：梁　勤；审核：闫立志　窦心灵）

案例9　形态版"狼"来了的故事

【案例经过】

患者女，73岁。3天前无明显诱因出现发热，最高体温38.7℃，伴四肢酸痛，咳嗽、咳少量白色泡沫痰，遂于我院发热门诊就诊，给予"头孢美唑"抗感染，体温得到控制。1天前患者开始出现喘息、气促，活动后及平卧时明显加重，遂于我院急诊复诊，急诊以"肺部感染"收入院。临床初步诊断：细菌性肺炎；呼吸衰竭；快室率心房颤动；高血压2级；特发性震颤。

血常规：WBC 8.49×10⁹/L，N 78.4%↑，RBC 3.3×10¹²/L↓，Hb 94g/L↓，PLT 168×10⁹/L。尿常规：PRO（＋）。血清生化：TP 80.6g/L，ALB 28.4g/L↓，GLB 52.2g/L↑，AST

37.8U/L，LDH 286.6U/L。B型钠尿肽372.5pg/ml↑，肌红蛋白65.47ng/ml，高敏肌钙蛋白23.52pg/ml↑。胸腹部CT：（2天前）支气管炎征象，左肺上叶及双肺下叶散在炎症，右肺下叶钙化灶及双肺散在条索灶，主动脉及冠状动脉硬化，升主动脉增宽；肝右叶低密度灶。胸腔彩超提示：左侧胸腔大量积液。

胸水常规细胞形态学检查：外观黄色、浑浊，李凡他试验（＋），细胞总数5000×10⁶/L↑，有核细胞计数2710×10⁶/L↑；有核细胞分类计数：中性粒细胞87%，淋巴细胞4%，间皮细胞5%，巨噬细胞4%。形态描述：胸水有核细胞数量明显增多，且以中性粒细胞为主，是细菌感染所致吗？将胸水制片，分别做革兰氏染色、抗酸染色和瑞-吉染色，瑞-吉染色后镜检，可见下图中细胞（图1-41～图1-44）。

随后发出胸水细胞学报告，形态描述：涂片有核细胞明显增多，以中性粒细胞为主，少见淋巴细胞、间皮细胞和巨噬细胞，查见狼疮细胞，请结合临床。提示和建议：涂片查见狼疮细胞，考虑系统性红斑狼疮，建议做自身免疫性疾病的相关检查。

【沟通体会】

与临床沟通，该患者胸水中的中性粒细胞增多，同时还查见了特殊的炎症细胞——狼疮细胞，考虑该患者为系统性红斑狼疮可能，建议做自身免疫性疾病的相关检查。临

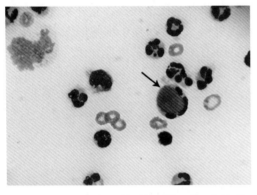

图1-41　胸水，狼疮细胞，瑞-吉染色，×1000

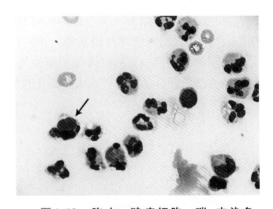

图1-42　胸水，狼疮细胞，瑞-吉染色，×1000

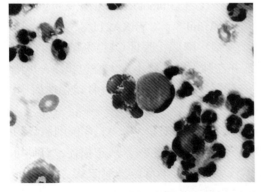

图1-43　胸水，狼疮细胞，瑞-吉染色，×1000

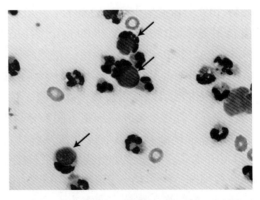

图1-44　胸水，狼疮细胞，瑞-吉染色，×1000

床后续补充相关检查，自身免疫抗体检测：抗nRNP弱阳性，抗Smith弱阳性，ANuA阳性，Histone弱阳性，ANA阳性。24小时尿总蛋白730.2 mg↑，24小时尿微量白蛋白100.2mg↑。体液免疫：IgG 24.34g/L↑，IgA 2.41g/L，IgM 0.36g/L↓。临床诊断修正为：①重症肺炎；②Ⅰ型呼吸衰竭；③系统性红斑狼疮；④狼疮性肾炎；⑤持续性心房颤动；⑥特发性震颤；⑦呼吸性碱中毒；⑧高血压2级；⑨心功能不全。

系统性红斑狼疮是一种多发于青年女性的累及多脏器的自身免疫性炎症性结缔组织病。本病例是一名有多种慢性疾病的老年女性患者，以肺部感染症状急性起病，缺乏"蝶形红斑"等典型表现，临床极易漏诊这种合并有系统性红斑狼疮的情况，所以体液细胞学对协助临床诊断非常重要。

【专家点评】

在活动性系统性红斑狼疮患者的体液中，可在标本涂片中检出狼疮细胞。狼疮细胞的形成需要狼疮因子的作用。狼疮因子是一种抗核因子球蛋白，与细胞核结合，使细胞核失去原有染色质结构而形成均匀体，均匀体再被许多正常吞噬细胞吞噬形成狼疮细胞。出现狼疮细胞可以为临床诊断SLE提供重要依据，但狼疮细胞也可出现在类风湿关节炎、硬皮病等疾病中，应注意鉴别诊断。

病例为因"肺部感染"入院的老年女性患者，检验人员在对其胸水标本进行革兰氏、抗酸染色寻找细菌等病原体的同时，进行瑞-吉染色细胞学检查，意外发现"狼疮细胞"，进而诊断系统性红斑狼疮。本病例的发现过程一方面凸显了细胞形态学检查的重要临床价值，另一方面也体现了检验人员高度的责任心，丰富的专业知识。此外，不同染色方法的联合运用，可大大提高阳性检出率。

（提供：戴红梅；审核：黄　俊　窦心灵）

案例10　不知不觉，癌症已转移

【案例经过】

患者男，69岁。咳嗽、胸闷1个月，于当地输液治疗（具体不详），疗效差，遂收入院。患者有"糖尿病、高血压病"病史。

血常规：WBC 4.49×10⁹/L，N 77.0%↑，RBC 3.01×10¹²/L↓，Hb 90g/L↓，PLT 224×10⁹/L。血清生化：TP 52.8g/L↓，ALB 38.8g/L↓，TG 3.73mmol/L↑，CRP 9.3mg/L↑。血清肿瘤标志物：CEA 28.09ng/ml↑，CA125 290.4U/ml↑，CYFRA211 8.39ng/ml↑。胸水CEA 134.0ng/ml↑。B超：左侧胸腔积液。颅脑、胸部、腹部CT：左肺上叶肺癌并阻塞性肺炎及肺内多发转移瘤；双侧胸腔积液并左肺下叶膨胀不全，心包积液；纵隔多发肿大淋巴结，考虑转移；部分胸、腰椎及右侧髂骨骨质异常，考虑骨转移性病变。病理检查：查见可疑肿瘤细胞（图1-45，图1-46）。

胸水常规细胞形态学检查：外观红色、浑浊，李凡他试验（＋），有核细胞计数880×10⁶/L↑；有核细胞分类：单个核细胞68%，多个核细胞32%。形态描述：查见可疑肿瘤细胞（图1-47～图1-50），该类细胞胞体较大，胞质丰富，呈泡沫状、云雾状，可见巨大分泌泡，胞核大或大小不一、畸形，核仁明显，考虑肿瘤细胞。

【沟通体会】

细胞形态学检查提示肿瘤细胞，与病理结果一致。经追踪，临床诊断为胸腔积液；转移性腺癌。该患者综合临床症状及各项检查，考虑胸腔积液是由肿瘤引起的，遗憾的

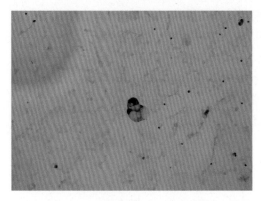

图1-45　胸水细胞刷片，异常细胞，HE染色，×400

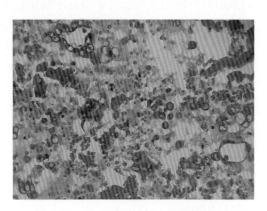

图1-46　胸水细胞蜡块，异常细胞，HE染色，×400

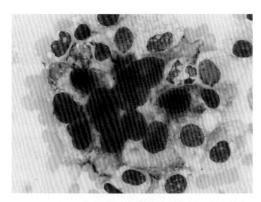

图1-47　胸水，肿瘤细胞，瑞-吉染色，×1000

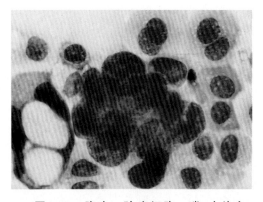

图1-48　胸水，肿瘤细胞，瑞-吉染色，×1000

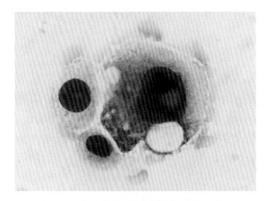

图1-49　胸水，肿瘤细胞，瑞-吉染色，×1000

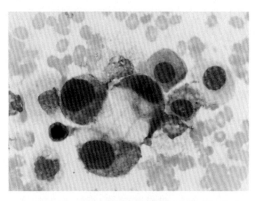

图1-50　胸水，肿瘤细胞，瑞-吉染色，×1000

是，从出现明显症状到明确诊断仅1个月余，就诊时已转移。

【专家点评】

在浆膜腔积液中，转移癌特别是腺癌，是迄今为止最多见的恶性肿瘤。在肿瘤患者的浆膜腔积液中发现恶性细胞提示临床分期较高、预后不良。大数据分析表明肺癌是引起恶性胸腔积液最常见的原因。胸水常规细胞学检查凭借其快速准确的方法学优势，临床参考价值大。同时，检验科常用的瑞-吉染色能较好地区分胸水中的各类细胞，肿瘤细胞形态多样，需要不断充实临床诊断知识、总结积累经验，通过交流学习，取长补短、夯实基本功，这样才能快速成长为一名合格的检验医师，提出具有诊断价值的检验意见。

（提供：余启泓；审核：张春莹　窦心灵）

案例11　初诊结核，其实不然

【案例经过】

患者男，14岁。最近1周总感胸闷、气急。体温37.5℃，夜间盗汗明显，有轻度咳嗽，感乏力不适，在他院行CT检查显示：右肺上叶炎性病变考虑，两侧胸腔积液。考虑"肺结核"，遂转至我院。

入院后胸部CT：左肺中叶及左肺上叶炎性病变考虑；纵隔、两侧腋窝、两侧颈部、心膈角区多发淋巴结肿大；两侧胸膜改变，胸腔积液；腹水。胸水病理：未见肿瘤细胞。血常规：WBC $6.1×10^9$/L，N 60.5%，Hb 101g/L ↓。尿常规：尿蛋白（＋）。血清肿瘤标志物均正常。痰液结核杆菌涂片：未找到抗酸杆菌。血生化：TP 44.4g/L↓，CHE 2628U/L↑，ADA 48U/L↑，LDH 445U/L↑。胸水肿瘤标志物：CA125 1574.70U/ml↑，FER 311.93ng/ml↑。胸水生化：TP 23.8g/L↓，GLU 0.22mmol/L↓，ADA 171U/L↑，LDH 1434U/L↑。

胸水常规细胞学检查：外观淡黄色、浑浊，李凡他试验（＋），有核细胞计数 $27\,000.0×10^6$/L。形态描述：胸水涂片中可见大量异常细胞，该类细胞中等大小，胞质量多少不等，着蓝色或淡蓝色，可见空泡，胞核呈圆形、不规则形，可见折叠、扭曲，核浆比高，小细胞染色质致密，大细胞染色质弥散，核仁隐约或明显可见（图1-51～图1-54）。综合以上细胞学形态特征考虑淋巴瘤胸腔侵犯。流式：考虑T淋巴母细胞淋巴瘤。

【沟通体会】

经咨询临床，该患者病情凶险，进展迅速，越快速的诊断和及时正确的救治就越多一线希望。每一种检测方法都有它的优势和缺点，瑞-吉染色法细胞着色快速，染色后油镜下可放大1000倍对每一个细胞进行观察，细胞的大小、胞质量及颜色、核浆比、染色质状态等均能清晰地观察到，使检验人员能更好地对每个细胞进行甄别。本病例结合胸水细胞形态特征及胸水流式分析，考虑T淋巴母细胞淋巴瘤。

【专家点评】

T淋巴母细胞淋巴瘤/白血病发病率较低，占非霍奇金淋巴瘤不到2%，具有高度侵袭性，其母细胞类似于B淋巴母细胞。在胸水涂片中细胞胞体大小不一，核浆比高，胞

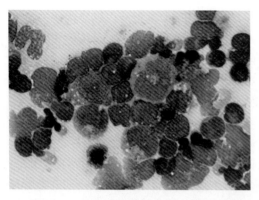

图1-51　胸水，淋巴瘤细胞，瑞-吉染色，×1000

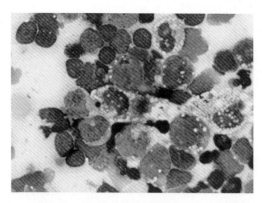

图1-52　胸水，淋巴瘤细胞，瑞-吉染色，×1000

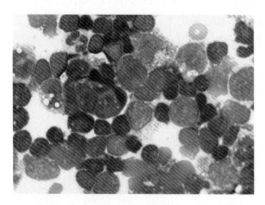

图1-53　胸水，淋巴瘤细胞，瑞-吉染色，×1000

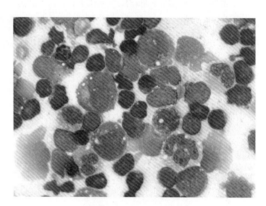

图1-54　胸水，淋巴瘤细胞，瑞-吉染色，×1000

质多少不等，蓝色或淡蓝色，空泡可见。淋巴母细胞变化很大，从小细胞到大细胞，小细胞染色质致密、核仁不明显，大细胞染色质弥散、核仁相对明显。瑞-吉染色后的体液细胞形态学检查对心包积液中淋巴瘤细胞、白血病细胞、癌细胞等都具有较高的辨识度，是筛查肿瘤细胞快速、简便、有效的一种方法。我们应该充分发挥该方法的优势，体现出其更高的临床应用价值。

（提供：陈将南；审核：夏万宝　窦心灵）

案例12　咳嗽老不好，竟是它在作祟

【案例经过】

周奶奶这次是因为咳嗽1个月未见好转来住院，"都住院好几天了还没查出个究竟！"周奶奶有些抱怨。

回到科室我特地留意了一下周奶奶的检查结果，当看到血清肿瘤标志物：CEA 314.65μg/L↑，CA125 256.10U/ml↑，CA19-9 49.30U/ml↑，CYFRA211 4.53ng/ml↑，胸水CEA＞1040μg/L↑时，我不禁倒吸一口冷气，急忙查阅其他检查，胸部CT平扫

（第一次）：右肺及左肺下叶多发斑片影，感染？右侧胸腔少量积液；纵隔内多发淋巴结。胸部CT平扫（第二次）：右肺及左肺下叶见团片、斑片、条索状高密度影，右下肺实变，较前进展；两侧胸腔积液，较前增多；纵隔内多发淋巴结。第一次胸水病理片内未见明确肿瘤细胞。

奇怪，肿瘤标志物这么高，CT显示多发团片、斑片状高密度影及淋巴结肿大，病理却显示正常，究竟是肿瘤还是炎症呢？这时，我突然想起她还送检了胸水常规检查，或许它能帮上忙。胸水经离心、沉渣涂片、染色、镜检几道工序之后，果然发现了异常，镜下见有核细胞较多，以间皮细胞为主，另可见10%的异常细胞（图1-55～图1-58），该类细胞形态不规则，胞体大，胞质丰富，着色深蓝，部分胞质有云雾状、泡沫感，胞核不规则，核染色质着色深浅不一，核浆比偏高。形态学符合肿瘤细胞。

我赶忙拨通了临床医师的电话，他也怀疑是肿瘤却苦于没有确凿的证据，"听你这么一说那我再送一次病理"。几天后第二次胸水病理结果出来了，结果提示涂片内可见少量退变异型细胞，结合免疫组化结果提示可疑腺癌，和我们的报告结果相一致。困扰周奶奶咳嗽的原因终于水落石出了！

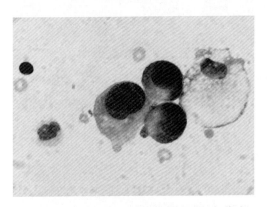

图1-55　胸水，异常细胞，瑞-吉染色，×1000

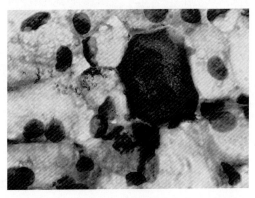

图1-56　胸水，异常细胞，瑞-吉染色，×1000

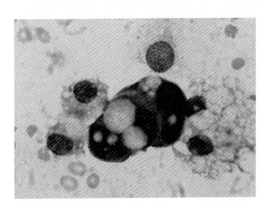

图1-57　胸水，异常细胞，瑞-吉染色，×1000

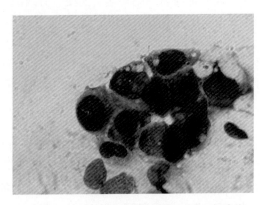

图1-58　胸水，异常细胞，瑞-吉染色，×1000

【沟通体会】

该患者无肿瘤诊断史，第一次胸水送检病理，未见异常细胞。但胸水常规细胞学检查查见异常细胞，符合肿瘤细胞中腺癌细胞的特征，结合胸水 CEA＞1040μg/L，提示患者为肿瘤胸膜侵犯。临床根据检验结果再次送检病理检查，第二次病理结合组化得出可疑腺癌的结论。综合考虑为肺来源的肿瘤。

【专家点评】

肺腺癌占肺癌总数的40%～50%，为最常见的肺癌类型，多表现为周围型肺癌。肺癌也是最容易侵犯胸膜腔并转移到胸水中的恶性疾病。借助细胞形态学检查独特的优势，通过胸水细胞学检查，可以快速、直观地发现肿瘤细胞并协助临床明确诊断方向。本案例表明肿瘤细胞的检出在疾病诊断中起着举足轻重的作用，细胞形态学检查值得我们去大力推广。

（提供：马彩燕；审核：张春莹 窦心灵）

案例13 胸水中的"蜂窝球"

【案例经过】

一位86岁男性患者，胸水中的细胞形形色色，形似"蜂窝球"的大块头，引起了我们的注意。该患者患食管恶性肿瘤术后2年，咳嗽伴胸闷4天入院。CT发现双侧胸腔积液，胸水常规细胞涂片中可见大量异常细胞。

血常规：WBC 6.81×10⁹/L，N 84.1%↑，RBC 4.03×10¹²/L，PLT 216×10⁹/L。血生化：TP 73.2g/L，ALB 23.4g/L↓，URE 16.0mmol/L↑。胸水生化：TP 59.0g/L，ADA 48U/L↑，LDH 2067U/L↑。胸部增强CT：①食管癌术后征象，右侧胸腔胃；双侧锁骨上下、纵隔内、腹腔及腹膜后多发肿大淋巴结，考虑转移。②两肺散在纤维增殖灶、慢性炎症。胸水TCT：可见大量间皮细胞，未见恶性肿瘤细胞。淋巴结活检：见少许淋巴组织慢性炎。

胸水常规及细胞形态学检查：外观红色、微浊，李凡他试验（＋＋）、有核细胞计数4102×10⁶/L↑，红细胞计数81 000×10⁶/L↑。形态描述：涂片中可见大量异常细胞（图1-59～图1-62），该类细胞胞体较大，呈圆形、椭圆形或不规则形，可见瘤状突起，胞质丰富，着色深蓝，胞质内含有较多脂质空泡，无颗粒，胞核大而畸形，染色质粗糙，核仁大而明显。

【沟通体会】

胸水常规细胞形态学检查可见异常细胞，考虑肿瘤细胞，建议结合流式细胞免疫分型。经追踪，最终诊断为肺恶性肿瘤胸膜腔转移。患者以"食管恶性肿瘤术后2年，咳嗽伴胸闷4天"入院，结合患者病史，增强CT提示的双侧锁骨上下、纵隔内、腹腔及腹膜后多发肿大淋巴结影，考虑肿瘤转移，进一步通过胸水相关检查，最终在胸水常规形态学检查中发现端倪。

【专家点评】

该病例同时送检胸水细胞学和胸水病理液基细胞学，胸水液基细胞学提示可见大量间皮细胞，未见恶性肿瘤细胞，但是胸水细胞学检查中可见大量异常细胞，而且肿

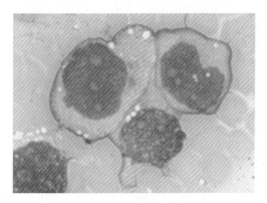

图1-59　胸水，肿瘤细胞，瑞-吉染色，×1000

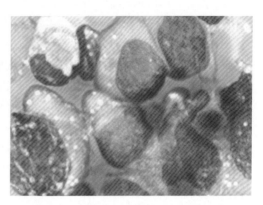

图1-60　胸水，肿瘤细胞，瑞-吉染色，×1000

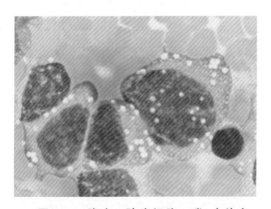

图1-61　胸水，肿瘤细胞，瑞-吉染色，×1000

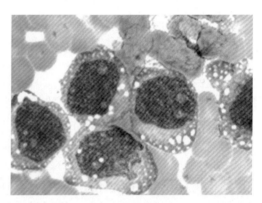

图1-62　胸水，肿瘤细胞，瑞-吉染色，×1000

瘤细胞特征明显。同一份标本，由于制片、染色方法及镜检方式的不同，检查结果可以出现不同，这也体现了方法学间的互补作用。检验科胸水细胞学检查有规范的操作指导，通常采用10ml以上抗凝的新鲜样本，经富集浓缩后制片，可减少漏检，大大提高异常细胞的阳性检出率，为临床提供及时、准确的诊断依据，彰显了形态学检验的专业价值。

（提供：金月丹；审核：闫立志　窦心灵）

案例14　善于隐藏自己的"坏蛋"

【案例经过】

患者男，63岁，因"咳嗽伴胸闷1周，双下肢水肿4天"收住心内科。血常规：WBC 9.95×10⁹/L，N 91.7%↑，RBC 4.26×10¹²/L。血生化：TP 57.8g/L↓，ALB 33.1g/L↓，ALT 186.0U/L↑，AST 97.0U/L↑，LDH 1345.0U/L↑。血清肿瘤标志物：CEA 40.31ng/ml↑，CA125 3177.8U/ml↑，CA19-9 119.2U/ml↑，CYFRA211 17.2ng/ml↑。胸部平扫：两上肺肺气肿伴多发肺大疱形成；左肺肺门异常软组织影伴阻塞性炎考虑；

两侧胸腔积液伴左肺局部膨胀不全；左侧斜裂胸膜增厚；纵隔多发肿大淋巴结。胸水液基涂片：未找到癌细胞。但胸水常规细胞学检查却发现异常：胸水外观黄色、透明，李凡他试验（＋），有核细胞计数$750×10^6$/L；有核细胞分类：中性粒细胞5%，淋巴细胞71%，单核细胞5%，间皮细胞9%，异常细胞10%（图1-63～图1-66），考虑转移性肿瘤细胞，请结合病理检查。后续临床结合其他相关检查，确诊为小细胞肺癌。

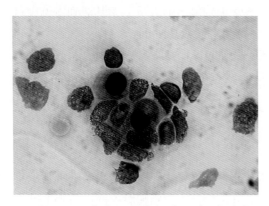

图1-63 胸水，异常细胞，瑞-吉染色，×1000

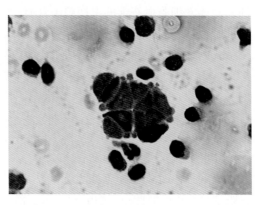

图1-64 胸水，异常细胞，瑞-吉染色，×1000

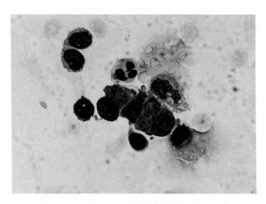

图1-65 胸水，异常细胞，瑞-吉染色，×1000

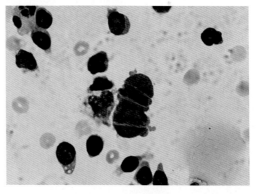

图1-66 胸水，异常细胞，瑞-吉染色，×1000

【沟通体会】

　　小细胞性肿瘤常见有肺小细胞性癌、淋巴瘤、神经内分泌癌、横纹肌肉瘤、Ewing肉瘤、视网膜母细胞瘤、神经母细胞瘤等。该类肿瘤细胞分布常呈单个、线性排列或细胞簇。细胞形态学表现为：胞质稀少，常呈狭窄的环状围绕胞核，或在一侧仅有少量胞质，细胞边界不清，染色质细颗粒状，无核仁或不明显，胞体呈圆形、卵圆形或梭形，形态类似于单核细胞或淋巴细胞样。虽然癌细胞很小，但繁殖能力很强，常对周围正常组织破坏力大，容易入侵血管、淋巴管而发生早期转移，因此恶性程度很高。

　　该病例异常细胞数较少，分布在涂片尾部的肿瘤细胞常呈退化样细胞，而涂片中部的细胞常为单个或三两成簇，容易与单核细胞或淋巴细胞混淆而导致漏检。因此，日常工作中要学会用低倍镜全片浏览，也要注意油镜下对单个细胞的识别。胆大心细才能抓住每一个隐藏的"坏蛋"。

【专家点评】

该案例中影像学和病理检查未提示癌细胞，但量较少的小细胞性肿瘤细胞却在形态学人员的眼皮底下无所遁形，再次体现了体液细胞形态学的优势。因为肿瘤细胞的异质性，使体液细胞形态学的发展离不开有一定形态学识别能力的人员，尤其遇到案例中这种细胞数少，恶性程度又高的异常细胞时，更考验形态学人员的能力、细心和耐心。也正是我们这样专业和敬业的态度，才能收获临床医师的信任和肯定。

（提供：孙冬梅；审核：蒋锦文　窦心灵）

案例 15　体液细胞形态学，病理影像"捡漏"者

【案例经过】

患者男，61岁。因急性起病，以"呼吸困难伴咳嗽咳痰4天"入住我院呼吸与危重症医学科。B超检查：右侧胸腔积液，液深8cm。CT检查：右侧胸腔积液，右肺上叶炎症。病理报告：胸水查到间皮细胞及淋巴细胞，余未见明显异常。再来看，常规细胞形态学检查结果如下：胸水外观黄色、浑浊，有核细胞计数 $1800 \times 10^6/L \uparrow$，红细胞计数 $5800 \times 10^6/L \uparrow$。形态描述：涂片尾部可见少量异常细胞（图1-67～图1-70），该类细胞胞体较大，胞质丰富，呈云雾状、泡沫状，胞核畸形，核染色质疏松，考虑肿瘤性积液可能性大。

虽然病理和影像均未见明显异常，但细胞形态学结果却为患者的及时诊断提供了明确的方向。后续临床再次完善相关检查，患者最终确诊腺癌，考虑为肺来源。

【沟通体会】

影像、病理、细胞学，这些检查手段都有其各自的优势，相互弥补，不可缺少。该患者虽然其他检查未见肿瘤细胞，但胸水常规细胞学检查中找到异常细胞却是强有力的证据，与临床沟通后按照细胞学提供的方向，临床医师对该患者完善其他检查后确诊。

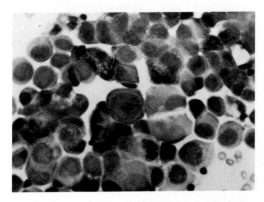

图1-67　胸水，肿瘤细胞，瑞-吉染色，×1000

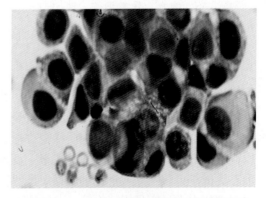

图1-68　胸水，肿瘤细胞，瑞-吉染色，×1000

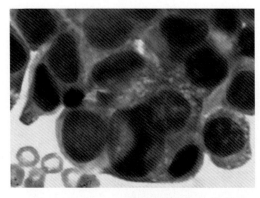

图1-69　胸水，肿瘤细胞，瑞-吉染色，×1000

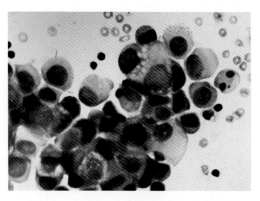

图1-70　胸水，肿瘤细胞，瑞-吉染色，×1000

试想，如果没有细胞形态学来帮忙，患者肯定还要承受一段时间的病痛折磨，医师也要陷入寻找病因的困扰中。能帮助到患者和临床，我们也会"乐在其中"。

【专家点评】

该病例是一个典型的临床、影像、病理都未提示肿瘤的情况下，由体液细胞形态学检查诊断为肿瘤的案例，充分发挥了常规细胞形态学的优势，显示了检验细胞形态学不可或缺的重要地位。随着医学的不断发展，迫切需要检验人建立综合性诊断思维，与临床密切联系，实现检验报告由检测报告向诊断报告的转变。

（提供：孙　磊；审核：蒋锦文　窦心灵）

案例16　一份形态学报告反映出三大病因

【案例经过】

患者男，69岁。2年前以"咳嗽胸闷胸痛"为首发症状，病理诊断为肺腺癌，阿法替尼联合安罗替尼靶向治疗至今，最近因"反复咳嗽胸闷3周"入院。胸部CT：左侧少量气胸；双肺多发结节灶，提示肿瘤性病变；右侧胸腔积液。血常规：WBC 12.03×10⁹/L↑，N 94.2%↑。炎症指标：CRP 200mg/L↑，PCT 4.88ng/ml↑。血清肿瘤标志物：CEA 34.23ng/ml↑，CA125 281.3U/ml↑，CYFRA211 28.8ng/ml↑。胸水肿瘤标志物：CEA＞100ng/ml↑，CA125＞1000U/ml↑。

胸水常规细胞形态学检查：低倍镜下及油镜下可见成片紫红色化脓性坏死物、大量深蓝色的脓细胞及成堆分布的细菌（图1-71，图1-72）。此外，还可见少量异常细胞，该类细胞胞体巨大，胞质呈云雾状、泡沫感，胞核畸形明显，核染色质呈疏松粗网状，着色深浅不一，部分细胞核仁清晰巨大，核质比高，恶性明显，符合恶性肿瘤细胞特征（图1-73～图1-75），同时涂片中查见鳞状上皮细胞（图1-76），提示脓液渗漏，有穿孔可能？综合以上考虑：①急性化脓性积液，建议做微生物培养；②转移性肿瘤（考虑腺癌）；③穿孔？

【沟通体会】

经与临床医师沟通，该例患者从2月入院至3月，感染性指标持续上升，提示全身

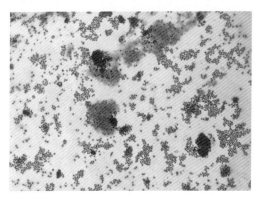

图1-71 胸水，成片化脓性坏死物，深蓝色脓细胞，瑞-吉染色，×100

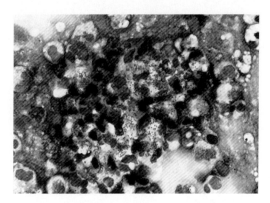

图1-72 胸水，脓细胞，化脓性坏死物，成堆分布的球菌，瑞-吉染色，×1000

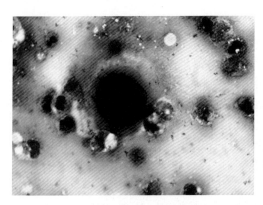

图1-73 胸水，恶性肿瘤细胞，瑞-吉染色，×1000

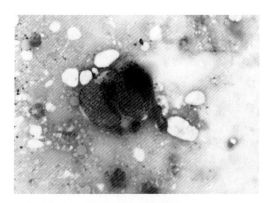

图1-74 胸水，恶性肿瘤细胞，瑞-吉染色，×1000

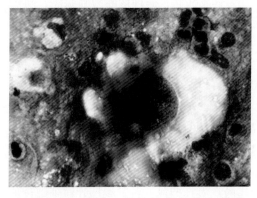

图1-75 胸水，恶性肿瘤细胞，球菌，瑞-吉染色，×1000

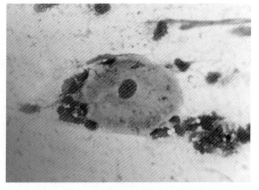

图1-76 胸水，鳞状上皮细胞，瑞-吉染色，×1000

多发感染，因而需要更为详细、完善、实时的监测手段。调阅病理科细胞学诊断：（胸腔积液）查见恶性肿瘤细胞，考虑"腺癌"，结合胸水常规细胞学检查，最终诊断为肺腺癌胸膜腔转移伴胸膜腔急性化脓性感染。

【专家点评】

恶性肿瘤晚期预后差，治愈率几乎为0，因患者免疫力低下，且长时间使用激素治疗，易感染各种细菌、真菌。细胞形态学是揭示标本背后的真相，是反映患者身体本质情况的"照妖镜"。腹水浑浊是表象，镜下粒细胞、化脓性坏死、大量细菌反映的则是表象背后的真相，而寻找到的少量肿瘤细胞则是万恶的源头。

一份形态学报告揭示化脓性炎症、细菌感染、肿瘤侵袭性三大病因，高效而科学，对临床具有很大的辅助价值。

（提供：黄仙圣；审核：窦心灵）

案例17　体液细胞形态学，先人一步的法宝

【案例经过】

患者女，85岁。恶心伴上腹部不适已有10余天，未见缓解只得入院。入院后胸部超声：双侧胸腔积液，左侧胸腔扫查可及无回声区，右侧胸腔扫查可及无回声区。胸部CT平扫：左侧胸腔大量胸腔积液，左肺组织膨胀不全，左侧支气管变窄，右肺散在纤维灶，右侧胸腔少量积液，纵隔内未见明显肿大淋巴结。初步诊断为胸腔积液。

临床抽取了胸水送检，在计数分类时，检验人员发现有些细胞很特殊，于是将标本进行1500 r/min，5分钟离心后，取沉渣涂片、染色，镜检可见一类异常细胞（图1-77～图1-82），该类细胞体大，可见腺腔样结构排列，胞质丰富，部分云雾状、泡沫感，胞核大、畸形，核浆比偏高。形态学考虑胸水肿瘤细胞。

进一步检查患者血清肿瘤标志物：CA153 117.00U/ml↑，CA125 753.20U/ml↑，CYFRA211 7.67ng/ml↑，符合肿瘤血清学特点。而第一次胸水细胞蜡块病理检查结果回报却未见明确恶性肿瘤细胞。在详细了解病史后，检验人员建议临床医师进一步送检病理免疫组化，该患者最终诊断为肺腺癌伴胸膜腔转移。

【沟通体会】

该病例无肿瘤病史，胸部CT未提示肿瘤可能，第一次胸水细胞蜡块未见明确恶性

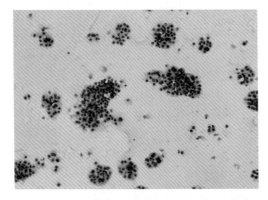

图1-77　胸水，异常细胞，瑞氏染色，×100

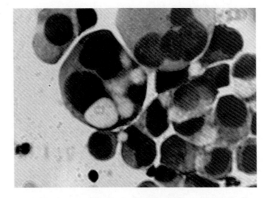

图1-78　胸水，异常细胞，瑞氏染色，×1000

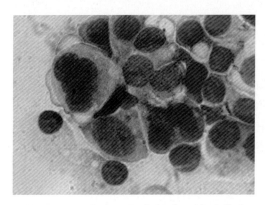

图1-79　胸水，异常细胞，瑞氏染色，×1000

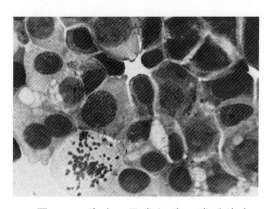

图1-80　胸水，异常细胞，瑞氏染色，×1000

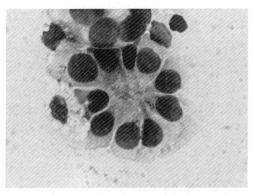

图1-81　胸水，异常细胞，瑞氏染色，×1000

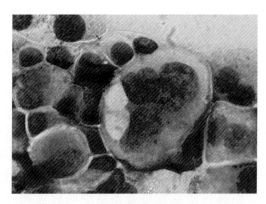

图1-82　胸水，异常细胞，瑞氏染色，×1000

肿瘤细胞，但是胸水常规细胞学检查查见异常细胞，为临床提供快速、准确的提示性意见和诊断方向，临床将检验结果反馈给病理科，并再次送检标本，第二次胸水细胞蜡块提示片内见可疑肿瘤细胞，结合免疫组化，考虑腺癌。最终病因水落石出。

【专家点评】

检验科体液细胞形态学长期被忽视，但近40%的肿瘤浸润的浆膜腔积液标本可在第一时间被发现肿瘤细胞，足见其特殊的诊断价值，应当引起重视。想要准确地鉴别良、恶性细胞十分考验检验者的形态功底，细胞形态千变万化，在工作中如何拨云见日？除了要高度重视以外，还应注重学习和经验的积累。多学习临床知识，提升综合思维能力，才能在关键时刻敢于"亮剑"，为临床提供有价值的报告。

（提供：马彩燕；审核：张春莹　窦心灵）

案例 18　双瘤合并，雪上加霜

【案例经过】

患者男，67岁。发现颈部包块18个月，经外院穿刺活检，诊断为惰性B细胞淋巴瘤，20天前无明显诱因出现活动后气短，遂就诊于我院血液科。

入院后血常规：WBC 246.26×10⁹/L↑，Hb 123g/L，PLT 225×10⁹/L。胸部CT显示胸腔积液，其余未见明显异常；血清肿瘤标志物：CEA 226.0ng/ml↑。灌洗液及刷片行结核分枝杆菌相关检查：均为阴性。骨髓细胞形态学考虑：慢性淋巴细胞白血病/小淋巴细胞淋巴瘤。骨髓活检提示：慢性淋巴增殖性疾病，流式检查符合CD5⁺CD10⁻B细胞淋巴瘤表型，考虑慢性淋巴细胞白血病/小淋巴细胞淋巴瘤可能性大。胸水生化：TP 37.9g/L↓，GLU 6.36mmol/L↑，ADA 6.9 U/L，LDH 392 U/L↑。

胸水常规细胞形态学检查：外观黄色、浑浊，李凡他试验（＋），红细胞计数6550.0×10⁶/L↑，有核细胞计数500.0×10⁶/L↑。形态描述：胸水涂片中以成熟淋巴细胞为主，幼稚样淋巴细胞偶见；可见大量异常细胞，该类细胞胞体大小不一，融合感强，胞质丰富，着淡蓝色或深蓝色，呈泡沫状、云雾状，胞核大小不等，染色质粗颗粒状，核仁清晰可见，多为2～3个（图1-83～图1-86）。综合以上细胞学形态特征考虑

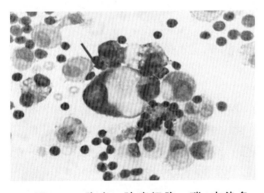

图1-83　胸水，肿瘤细胞，瑞-吉染色，×1000

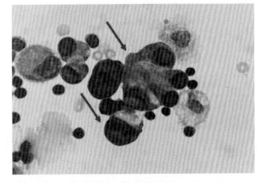

图1-84　胸水，肿瘤细胞，瑞-吉染色，×1000

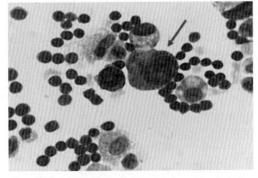

图1-85　胸水，肿瘤细胞，瑞-吉染色，×1000

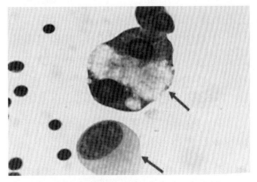

图1-86　胸水，肿瘤细胞，瑞-吉染色，×1000

恶性肿瘤细胞胸腔侵犯。

【沟通体会】

经咨询临床，该患者表现为咳嗽、胸闷、气促等症状，影像学检查除了发现大量胸水外，并未发现其他异常。胸水常规细胞学检查中查见大量异常细胞，考虑恶性肿瘤细胞，腺癌可能。追踪病理胸水脱落细胞学检查，病理报告查见"恶性肿瘤细胞，似腺癌"，考虑肺部来源。综合以上，最终诊断为慢性淋巴细胞白血病/小淋巴细胞淋巴瘤合并肺腺癌。

【专家点评】

平时工作中，在排除患者肺部感染时，若淋巴瘤患者出现胸水，多提示发生淋巴瘤侵犯胸膜，通过胸水细胞形态学检查后，不但发现与骨髓中形态相似的异常淋巴细胞，还意外发现大量腺癌细胞。由于此患者已经流式考虑小细胞淋巴瘤可能性，于是认为该患者可能是淋巴瘤细胞侵犯胸膜合并肺腺癌，对患者而言，这无疑是雪上加霜。虽然我们及时将患者合并双肿瘤的情况反馈给临床，但进一步的PET-CT检查仍未发现任何异常，最后通过胸水病理，最终确证为肺腺癌。

此次胸水细胞形态学的快速诊断，我们不仅为临床提供了诊断方向，也为患者的治疗争取了时间，使临床能够及时确认治疗方案后用药，也使患者的病情得到快速及时的控制。

（提供：赵舒祺；审核：夏万宝　窦心灵）

案例 19　甲状腺肿大的元凶是谁？

【案例经过】

对于老年人来说一般的疼痛是可以耐受的，然而在门诊我们就接待一位因颈、面部肿胀疼痛难忍的老年患者，出于职业敏感，我们第一感觉是疾病的性质可能不好。

患者女，85岁老太。无明显诱因出现颈部憋闷压气感，自行触摸发现颈部前方、侧区明显肿胀，10余天来未见明显好转，门诊以弥漫性甲状腺肿收入院。

血常规：WBC 7.58×10⁹/L，N 71.20%↑，RBC 3.03×10¹²/L↓，Hb 102g/L↓，PLT 254×10⁹/L。免疫检查：FER 233.39ng/ml↑。甲状腺功检查：TGAb 350.80U/ml↑，TPOAb 108.85U/ml↑，TG＞300ng/ml↑。B超：甲状腺增大并回声改变，颈部双侧多发肿大淋巴结。CT检查：提示胰腺、胃壁淋巴瘤浸润可能。

常规细胞形态学检查：甲状腺穿刺涂片可见较多异常淋巴细胞（图1-87～图1-90），该类细胞胞体大，呈圆形或类圆形；胞质量少，呈深蓝色，无颗粒，可见空泡，浆质体易见，细胞核呈圆形、类圆形或不规则形，折叠、扭曲等，核染色质粗糙，呈粗颗粒状，部分细胞核仁明显或隐约可见。

同时送检的病理结果后面也得到证实。甲状腺穿刺细胞活检病理报告提示：结合免疫组化结果符合非霍奇金淋巴瘤。

【沟通体会】

形态学符合淋巴瘤细胞诊断，请结合临床。经追踪，临床诊断为甲状腺淋巴瘤，非霍奇金淋巴瘤。这些年我们做了几千例甲状腺穿刺细胞学检查，结果基本都是常见的甲

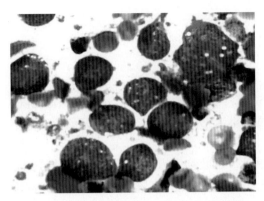

图1-87 甲状腺穿刺（左），淋巴瘤细胞，瑞-吉染色，×1000

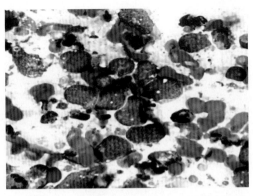

图1-88 甲状腺穿刺（左），淋巴瘤细胞，瑞-吉染色，×1000

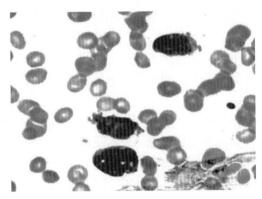

图1-89 甲状腺穿刺（右），淋巴瘤细胞，瑞-吉染色，×1000

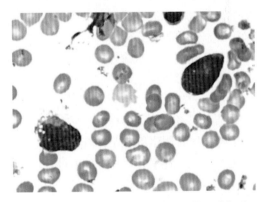

图1-90 甲状腺穿刺（右），淋巴瘤细胞，瑞-吉染色，×1000

状腺疾病，如结节性甲状腺肿、桥本病、甲状腺乳头状癌等，也有甲状腺的少见疾病：甲状腺髓样癌及甲状腺未分化癌。但你一定不会想到我们还在甲状腺穿刺细胞学检查中查到抗酸杆菌、非霍奇金淋巴瘤细胞。

【专家点评】

该病例患者甲状腺弥漫肿大，并非常见的甲状腺疾病，通过甲状腺穿刺涂片发现异常淋巴细胞，淋巴瘤细胞，提示非霍奇金淋巴瘤。甲状腺淋巴瘤是指原发于甲状腺的恶性淋巴瘤，总体来说，它属于淋巴瘤的一种。甲状腺淋巴瘤与甲状腺桥本炎有关系，发病率比较低，较为罕见。甲状腺淋巴瘤多数为非霍奇金淋巴瘤，好发于女性，发病年龄从年轻到老年人都可能出现。

甲状腺淋巴瘤病情发展比较迅速，主要表现为甲状腺增大，可以出现器官压迫的症状，如胸闷、气短等，另外，可有淋巴瘤全身症状，如发热、消瘦、盗汗等。一般来说，通过甲状腺的针吸形态学、病理学可以明确诊断。早期的患者可以选择手术切除治疗。术后根据病理结果，可以有选择性地选择放、化疗。在穿刺细胞形态学检查中，我们依然要在实践中不断积累经验，掌握异常细胞区别良性、恶性的关键特征，找到致病的真正原因。

（提供：赵成艳；审核：夏万宝 窦心灵）

案例 20 夜班遇到的一例特殊病例

【案例经过】

患者女，27岁。2020年2月9日因"停经52天，下腹部疼痛10天"就诊于当地医院。腹部超声提示：宫内早孕，盆腹腔积液，双侧卵巢未见明显异常，考虑先兆流产；给予药物保胎治疗。

1天前患者出现上腹部疼痛，伴恶心、呕吐，呕吐物为胃内容物，余无明显异常。为进一步治疗，以"孕11周，腹痛、盆腹腔大量积液待诊"入院治疗。血常规：WBC 8.72×10^9/L，N 83.2%↑，RBC 3.67×10^{12}/L↓，Hb 111g/L↓。血清生化：TP 56.8g/L↓，CRP 50.54mg/L↑。尿常规：BLD（＋＋）、LEU（＋）、KET（＋＋＋＋）、PRO（＋＋）。腹水生化：TP 53.5g/L，LDH 128.2U/L。影像学检查：院外腹部超声提示宫内早孕，盆腹腔积液，双侧卵巢未见明显异常。考虑患者早孕即出现大量腹水，临床为明确诊断，完善腹水穿刺术。

形态描述：腹水涂片可查见成堆及散在的细胞，该类细胞胞体较大，大小不一，细胞核多，核形及染色质畸形，核仁明显；胞质丰富且深染，可见呈云雾状、泡沫状改变（图1-91～图1-94），可以明确是异常细胞无疑。

结合患者资料，考虑恶性肿瘤后立即与临床医师沟通，详细询问病史并电话联系主管医师：患者腹水细胞学检查发现异常细胞，考虑腺癌细胞可能，建议送检病理及免疫组化，并在收样后2小时内发出报告。临床得到我科细胞学检查结果后立即完善肿瘤标志物、脱落细胞学等检查。血清肿瘤标志物：AFP 53.34ng/ml↑，CA125 238.80U/ml↑，CA19-9＞10 000.0U/ml↑，CA724 182U/ml↑，CYFRA211 30.83ng/ml↑，SCC 3.00ng/ml↑。B超检查：宫腔少量积液，盆腔低回声团，腹腔、盆腔积液。食管镜和胃镜检查：胃角溃疡样新生物，性质待定。胃角内镜标本病理检查：查见低分化腺癌，大部分呈印戒细胞癌形态。"腹膜肿物"病理检查：查见转移性腺癌。"腹水涂片及细胞块"病理检查：查见较多异型细胞，符合腺癌细胞。结合患者的肿瘤标志物及其他检查结果，临床确诊患者胃腺癌伴腹腔广泛转移（T4bN3M1b Ⅳ期），并终止妊娠，转入肿瘤科治疗，以确

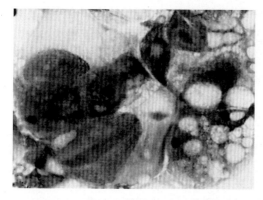

图1-91 腹水，肿瘤细胞，瑞-吉染色，×1000

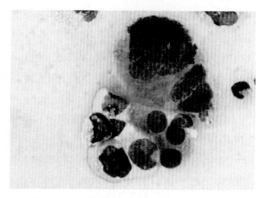

图1-92 腹水，肿瘤细胞，瑞-吉染色，×1000

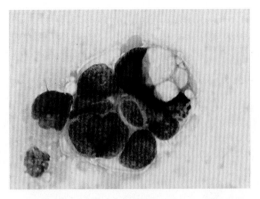

图1-93　腹水，肿瘤细胞，瑞-吉染色，×1000

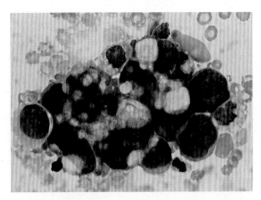

图1-94　腹水，肿瘤细胞，瑞-吉染色，×1000

定最终治疗方案。

【沟通体会】

检验工作经常要面对成堆的标本，常令人感到烦琐且枯燥。作为临床医师的"眼睛"，我们不能被量化的标本所累，要时刻保持慧眼常开和细心、耐心。本案例中年轻的患者妊娠早期的症状很容易误导临床诊断，且妊娠早期这个特殊时段对孕妇的检查和治疗都必须慎之又慎，给临床找出病因造成一定困难。而腹水细胞学检查恰好可以在短时间内给予临床精准的提示，帮助临床快速明确诊断，同时减少了患者等待时间、节省了不必要的检查和开支。重视体液细胞学检查，对检验人、对临床医师来说，都是有百利无一害的。

【专家点评】

本病例为早孕的年轻患者（胃腺癌伴腹腔广泛转移），临床症状为恶心呕吐、腹痛，易误诊为孕吐和先兆流产，临床容易混淆视听而延误病情。患者首次腹水常规细胞学检查发现典型的肿瘤细胞，送检2小时即给临床提供重要的提示性报告，为临床指明疾病的诊断方向，起到医师的"眼睛"和临床"侦察兵"作用，凸显了细胞形态学的临床意义和价值。

（提供：胡　艳；审核：黄　俊　窦心灵）

案例21　形态显神威，镜下拿真凶

【案例经过】

患者女，38岁。1个月前无明显诱因感腹部胀痛不适，进食后加重，口服胃药后无明显缓解，在当地医院行胃镜检查未见明显异常，行彩超检查提示"腹水"，门诊以"腹水"收入院。

完善相关检查后结果显示，血常规：WBC $5.51×10^9$/L，N 77.8%↑，L 10.9%↓，Hb 127g/L，PLT $353×10^9$/L↑。腹水生化检查：GLU 4.61mmol/L，ADA 78.7U/L↑，LDH 358U/L↑。血清肿瘤标志物检查：CA125 842U/ml↑，其余正常。腹部B超示：子宫及左侧附件区未见明显异常，右侧附件区卵巢旁稍强回声，盆、腹腔积液。CT检查示：腹膜及网膜增厚；腹水；右侧附件区改变；盆腔积液；膀胱、子宫及直肠CT扫描未见明显异常；双侧胸膜腔积液。腹水常规细胞形态学检查：黄色，微浑，有核细胞计数1048×10^6/L↑；有核细胞分类：中性粒细胞7%，淋巴细胞85%↑，巨噬细胞8%。镜下见大量淋巴细胞及干酪样坏死颗粒（图1-95，图1-96）。

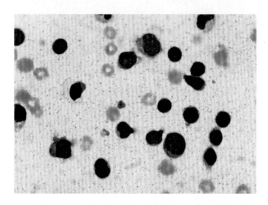

图1-95　腹水，淋巴细胞，瑞-吉染色，×1000

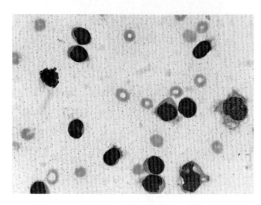

图1-96　腹水，淋巴细胞，瑞-吉染色，×1000

细胞形态学检查提示：考虑结核性积液可能。随即联系临床要首先考虑结核性积液。

【沟通体会】

12天后病理检查结果显示：肉芽肿性炎伴坏死，考虑结核。最终临床诊断为双侧卵巢及输卵管结核。结核性浆膜腔积液多见于中青年，渗出性为主，少见血性或乳糜性。有核细胞数量较多，细胞学检查主要以成熟淋巴细胞为主，可高达90%左右。此外，可见少量浆细胞、中性粒细胞、巨噬细胞等，但各类细胞一般均不超过5%。有时淋巴细胞虽少，但伴有干酪样坏死颗粒，说明存在浆膜的局灶性干酪样坏死可能。

【专家点评】

在规范10 ml送检积液量的同时，离心并吸干上清液，取全部沉淀推1～3张涂片。此时可分析淋巴细胞增生积分，以此明确对结核性浆膜腔积液诊断的价值。积分越高，结核性浆膜炎的诊断率越高。相关研究表明，随着淋巴细胞比例的升高，结核性积液细胞学图文报告与临床诊断的符合率不断升高，当淋巴细胞≥80%时，临床诊断符合率可达78.8%。既往结核性积液常用病原学或组织学阳性作为诊断标准，但存在分枝杆菌培养耗时长、敏感性低，组织病理学检查有创伤、时间长等缺点。在该病例中体液细胞形态学提示结核的结果，比病理结果整整早了12天，体液细胞学图文报告可更简单、直观地了解结核性积液患者积液中的形态学改变，提升体液检验质量。

（提供：崔　燕；审核：窦心灵）

案例22　守得云开见月明

【案例经过】

患者男，66岁。因腹胀、食欲缺乏1年，加重2个月，以"腹水、腹胀待查"入院。实验室检查如下：血常规：WBC $2.26×10^9/L$ ↓，RBC $3.68×10^{12}/L$ ↓，Hb 100g/L ↓，PLT $101×10^9/L$。血生化检查：TP 58g/L ↓，ALB 25g/L ↓。腹水生化：TP 37g/L ↓，ADA 6.0U/L，LDH 84U/L。血清肿瘤标志物检查：CEA 246.41ng/ml ↑，CA125 > 1000U/ml ↑。T-SPOT：阳性（＋）。自身抗体全套：全部阴性。上腹部CT检查（平扫，三维重建）：①腹膜后多发肿大淋巴结。②肝硬化，脾大，大量腹水。③双侧肾盂扩张。④左侧少量胸腔积液。腹部超声：脾大，腹水。病理诊断：（腹水）见增生的间皮细胞，淋巴细胞为主的细胞，未见癌细胞。腹水常规细胞学发现了异常，10月28日腹水常规细胞形态学检查如下：黄色，浑浊，李凡他试验：（＋），细胞总数 $4500×10^6/L$ ↑，有核细胞计数 $1050×10^6/L$ ↑；有核细胞分类：单个核细胞90%，多个核细胞10%。发现异常细胞，考虑肿瘤细胞（图1-97～图1-100）。

及时与医师沟通，建议做进一步检查，1天后病理结果回报未见癌细胞。再次与医

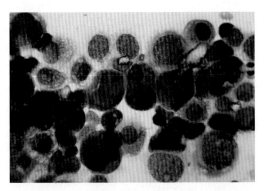

图1-97　腹水，异常细胞，瑞-吉染色，×1000

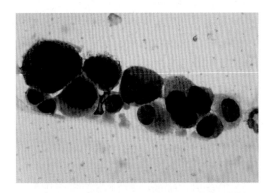

图1-98　腹水，异常细胞，瑞-吉染色，×1000

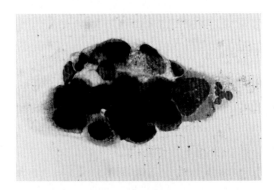

图1-99　腹水，异常细胞，瑞-吉染色，×1000

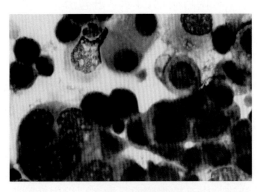

图1-100　腹水，异常细胞，瑞-吉染色，×1000

师讨论是否重抽腹水送检常规与病理。11月4日第二次送检，腹水形态学仍可见大量成团异常细胞，找君安平台几位老师请教后考虑腺癌，告知临床。但1天后病理结果仍然未见癌细胞，联系外院病理科老师发图片讨论仍被否定。只能静等最终确诊结果。

11月11日组织病理确诊贲门低分化腺癌，到此水落石出，临床修正诊断为胃恶性肿瘤伴淋巴结转移。

【沟通体会】

体液细胞形态学检查是将体液标本离心后取沉渣涂片，经瑞-吉染色后在油镜下进行细胞分类，能快速准确地锁定异常细胞或其他病原菌，为临床诊断疾病发挥重要的作用。

此案例兜兜转转半个月之久，可谓煞费苦心，认细胞没难住我，难的是这些异常细胞得不到另外确诊性的依据。好在组织病理的确诊最终验证了两次腹水形态学的判断，说明形态学检查能快速及时地为临床提供诊疗依据。

【专家点评】

案例中检验工作人员在患者两次腹水中均发现了大量异常细胞，与临床多次沟通，并向外院老师多次请教，虽没有病理的支持，但与临床多次沟通后仍不放弃自己的判断，直到半个月后组织病理确诊贲门低分化腺癌，才最终证实了形态学的判断。这种专业和敬业的精神值得我们学习。

临床工作中，这种影像和病理暂时不支持，而体液细胞形态中发现肿瘤细胞的病例时有发生，说明形态学的诊断价值不可替代，这也提醒我们，应取人之长补己之短，加强自身业务水平能力，多与临床沟通交流学习，共同为患者的诊断和治疗努力。

（提供：张夏绒；审核：蒋锦文　窦心灵）

案例23　形态学阳性，细菌培养阴性，该听谁的？

【案例经过】

患者男，65岁。维持性腹膜透析5年余，10天前出现腹膜透析液浑浊，伴腹痛，夜间明显，无畏寒发热，无恶心呕吐等不适，门诊以"慢性肾脏病5期，腹膜透析，腹膜透析中腹腔感染"收治入院。

入院后腹部CT示：肝包膜下少量积液及少许积气；后腹膜多发小淋巴结显示，腹腔内脂肪间隙浑浊；盆腔内少量积液。血常规：WBC 5.7×10^9/L，N 79.5%↑，L 12.9%↓，Hb 100 g/L↓，RBC 3.22×10^{12}/L↓。血生化：TP 58.8g/L↓，URE 17.23μmol/L↑，CRE 661μmol/L↑。

腹膜透析液常规细胞及形态学检查（第一次）：无色，浑浊，有核细胞计数 760.0×10^6/L↑，透析液涂片中可见有核细胞增多，以中性粒细胞为主80.0%↑，检到胞内真菌（图1-101～图1-104）。

腹膜透析液培养（第一次）：培养无细菌生长，培养无真菌生长。

腹膜透析液常规及形态学检查（第二次）：有核细胞计数 2300.00×10^6/L↑，透析液涂片中有核细胞明显增多，以中性粒细胞为主占70.0%↑，易见淋巴细胞，可见反应性淋巴细胞。少见可疑胞内真菌（图1-105～图1-108）。

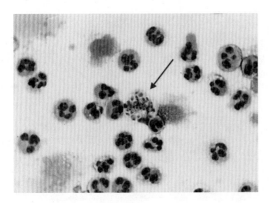

图1-101　腹膜透析液，胞内真菌，瑞-吉染色，×1000

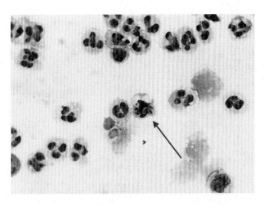

图1-102　腹膜透析液，胞内真菌，瑞-吉染色，×1000

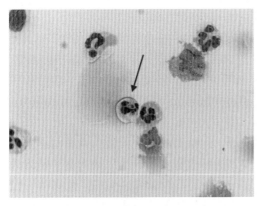

图1-103　腹膜透析液，胞内真菌，瑞-吉染色，×1000

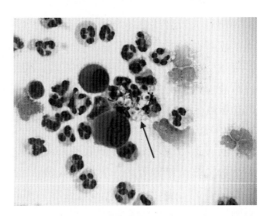

图1-104　腹膜透析液，胞内真菌，瑞-吉染色，×1000

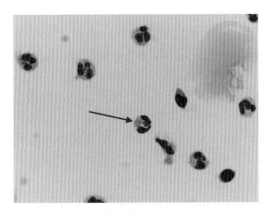

图1-105　腹膜透析液，胞内真菌，瑞-吉染色，×1000

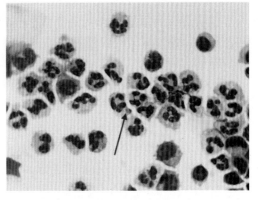

图1-106　腹膜透析液，胞内真菌，瑞-吉染色，×1000

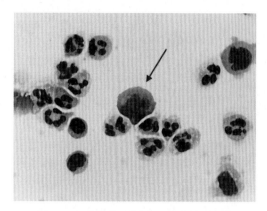

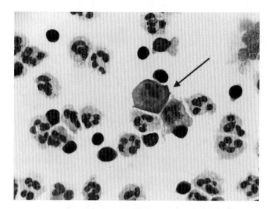

图1-107　腹膜透析液，反应性淋巴细胞，瑞-吉染色，×1000　　图1-108　腹膜透析液，反应性淋巴细胞，瑞-吉染色，×1000

腹膜透析液培养（第二次）：培养无细菌生长，培养无真菌生长。

患者炎症指标较前升高，腹水有核细胞数较前明显升高，反应性淋巴细胞增多提示机体应激反应增强，因抗真菌治疗有效，腹膜透析液真菌明显减少，少见可疑胞内菌，腹膜透析液培养为阴性，近期体温有波动，行腹膜透析管拔除术。腹膜透析管培养：少量近平滑念珠菌。结合腹膜透析液细胞形态学特征及腹膜透析管培养，最终诊断为真菌性腹膜炎。

【沟通体会】

腹膜透析患者应常规留取透析液做细胞学检查，包括有核细胞计数、有核白细胞分类计数及真菌培养等。作为检验人员，当我们接到透析液标本后，最简单的方法是将透析液标本离心10分钟后进行直接涂片和革兰氏染色，其阳性率可达93%，致病菌一经明确后即可选用抗生素治疗，如何合理地选择抗生素就显得尤为重要。临床上采用抗真菌治疗，能够延长患者的生存期，提高生存质量。该患者在常规涂片检查出有真菌后，我们立即通知了临床主管医师，及时做出有效处理，使患者症状得到缓解。

【专家点评】

腹膜透析是以腹膜作为透析膜，依赖弥散和超滤的作用达到清除体内过多水分和毒素的目的。真菌性腹膜炎在临床上发生率占整个腹膜炎的比例相对较小，腹膜感染诊断标准为发热、腹痛、恶心、腹膜刺激征等；透出液浑浊，透出液检查示白细胞≥100×10⁶/L，中性粒细胞≥50%；透出液涂片或培养阳性，真菌性腹膜炎必须找到真菌。微生物培养是金标准，但是往往受标本类型、用药等因素影响。如本病例，病情早期，菌量不多，腹膜透析液水分较多，第二次培养抗真菌治疗等因素，都可能造成培养假阴性结果。在疾病的诊断和鉴别诊断中，形态学为临床提供了可靠的依据，对更好地提高医疗服务质量和水平有着重要意义。

（提供：周玉利；审核：茹进伟　窦心灵）

案例24　心脏功能不全，心包积液细胞学来断案

【案例经过】

1个月前，75岁的王奶奶在家中突然感觉头晕、头沉，持续几分钟后缓解，无其

他不适症状，当时她也没放在心上，最近10余天头晕心慌反复发作，去当地医院就诊。医师以"头晕待查"收入院。

血清肿瘤标志物检查：CA19-9 31.10U/ml↑，余肿瘤标志物在正常范围。心包积液生化：TP 44.98g/L↓，ALP 8.42U/L↓，ADA 5.0U/L，LDH 153.72U/L。胸部DR示：两上肺结节影，心影增大，提示心功能不全。胸部CT示：①慢性支气管炎并两肺肺炎；②前纵隔淋巴结影，肿大淋巴结？胸腺瘤？③心影增大，心包积液，提示心功能不全。送检心包积液常规细胞形态学检查。标本黄色，浑浊，李凡他试验（＋），有核细胞计数1940×10⁶/L↑。形态描述：涂片可见大量有核细胞，以淋巴细胞为主，易见体积较大的巨噬细胞和间皮细胞，可见双核、多核间皮细胞，偶见红细胞吞噬细胞、淋巴细胞吞噬细胞、含铁血黄素颗粒吞噬细胞及印戒样细胞。铁染色：阳性2%，糖原染色：阳性（＋＋）（图1-109～图1-112）。

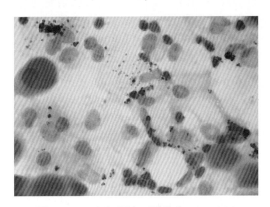

图1-109　心包积液，铁染色，×1000

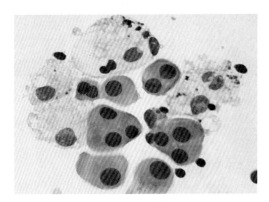

图1-110　心包积液，瑞-吉染色，×1000

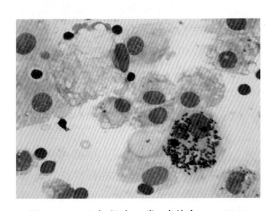

图1-111　心包积液，瑞-吉染色，×1000

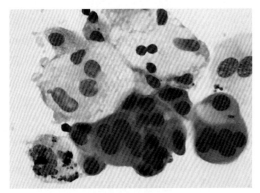

图1-112　心包积液，瑞-吉染色，×1000

常规细胞形态学检查提示：非特异性炎症反应（间皮细胞反应性改变）伴出血倾向。最终临床诊断为心力衰竭。在对症治疗之后，王奶奶头晕心慌的症状有了明显改善。

【沟通体会】

临床一直担心患者年龄大，会不会是恶性积液。结果出来后我们第一时间联系临床，暂时不考虑恶性积液的可能。一方面积液中找到肿瘤细胞固然有诊断价值，另一方面排除诊断也是非常重要的，明确非特异炎症可排除结核、肿瘤、变态反应等其他性质的疾病，因此非特异性炎症的胸水报告意义也非常重要。在阅片时我们应当多结合临床，思考可能出现的细胞，有目的地去寻找，当遇到疑难细胞时可运用其他染色技术加以鉴别。

【专家点评】

心包积液是指病理情况下，心包腔内产生过多液体，如肿瘤、心力衰竭、自身免疫性疾病等均可导致心包积液增多。该患者肿瘤标志物正常，显微镜下未见肿瘤细胞，可见大量单核、双核及多核间皮细胞，可见吞噬颗粒、红细胞的巨噬细胞，结合胸部CT提示的心功能不全，考虑该患者心力衰竭可能。非特异性炎症是浆膜腔积液中易见的一种类型。由肺炎、心力衰竭、糖尿病、慢性肝病、慢性肾病等多种原因引起的以巨噬细胞为主要特征的炎症，因浆膜腔受炎症因子等物质反复刺激而受损，最终导致炎症细胞的介入。非特异性炎症常见于慢性炎症，但也有急性炎症。体液细胞涂片中检出巨噬细胞，且比例及数量增多，提示慢性非特异性炎症。本案例巨噬细胞和间皮细胞均增多，综合分析考虑非特异性炎症并伴大量间皮细胞脱落。

（提供：程　歌；审核：张春莹　窦心灵）

案例25　头痛原来是肺惹的祸

【案例经过】

不少人都有过头痛的经历，引起头痛的原因很多，虽然大部分头痛是良性，但却不可掉以轻心，因为某些继发性头痛如不及时处理，有可能危及生命。

一位七旬老太太，2个月前无明显诱因出现头痛，头顶及左侧颞部、前额胀痛，呈间歇性，低头时严重，伴头晕，行走不稳，严重时伴有恶心呕吐。脑脊液TB＋隐球＋细菌涂片阴性。脑脊液生化：GLU 2.1mmol/L↓，LDH 61.6U/L↑，CSF-P 0.65g/L，LA 2.58mmol/L。脑脊液肿瘤四项：CEA 33.20ng/ml↑，其余正常。3.0T MRI颅脑增强扫描检查：软脑膜广泛强化，待排转移瘤及脑膜炎可能。CT胸部平扫＋增强检查：①右中肺内侧段病灶，考虑肺癌可能；②右侧第3肋后段及左侧第4、6肋前段高密度影，转移瘤待排。

基于上述情况，临床考虑肺癌脑膜转移可能，但患者肺部病灶位于右中肺内侧段病灶，紧靠心脏，肺穿刺风险高。此时，脑脊液细胞学检查结果为明确诊断提供了一张强有力的报告：细胞学呈淋巴-单核细胞反应型，单核细胞激活现象显著，镜下可见少量异常细胞（图1-113～图1-116），肿瘤细胞可能性大。

【沟通体会】

以往脑脊液常规只体现蛋白、白细胞计数及红细胞计数，有核细胞分类计数也只体现多个核细胞及单个核细胞百分比，无法对脑脊液细胞进行染色分类，更不必说能发现肿瘤细胞。脑脊液细胞学是通过玻片离心法对脑脊液细胞进行收集后经瑞-吉染色，在显微镜下对细胞进行识别分类，结合其他检查结果，对其提出结论及建议的报告。

回顾该病例，虽然病例特点和影像学检查提示肺恶性肿瘤脑膜转移可能，但病灶

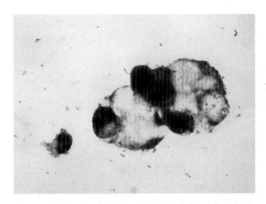

图1-113　脑脊液，异常细胞，瑞-吉染色，×1000

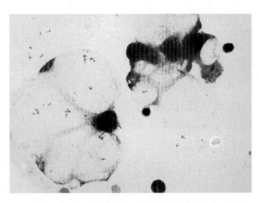

图1-114　脑脊液，异常细胞，瑞-吉染色，×1000

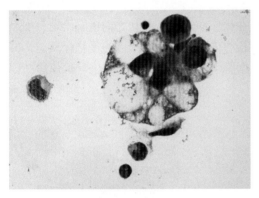

图1-115　脑脊液，异常细胞，瑞-吉染色，×1000

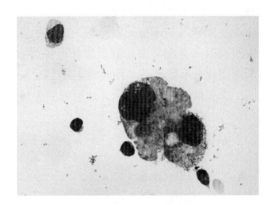

图1-116　脑脊液，异常细胞，瑞-吉染色，×1000

位于右中肺内侧段，紧靠心脏，肺穿刺风险高。患者脑脊液细胞学检查及时发现异常细胞，提示肿瘤细胞，通过进一步病理等相关检查，患者最终确诊为肺腺癌脑膜转移。

【专家点评】

肺癌脑膜转移是临床最常见的脑膜癌病。研究表明，小细胞肺癌较非小细胞肺癌更多且更早发生脑转移，临床工作中脑脊液细胞学检查以发现肺腺癌为主，小细胞肺癌罕见。脑脊液细胞学通过玻片离心法对脑脊液细胞进行收集后经瑞-吉染色，在显微镜下对细胞进行识别分类，对肿瘤等异常细胞具有较高的诊断价值，可弥补脑脊液常规检查的局限性。在本病例中，实验室工作人员在送检脑脊液当天便从脑脊液细胞学检查中发现了肿瘤细胞，具有直观快速、准确定性、经济简便的特点，为临床明确诊断提供了有力的证据，值得推广应用。

（提供：黄春霞；审核：蒋锦文　窦心灵）

案例26　脑脊液中惊现"恶魔"

【案例经过】

患者男，65岁。确诊"胃低分化腺癌"3个月余，目前已完成10个周期的化疗，6

天前患者出现明显头痛，遂收治入院。

入院完善相关检查。血常规：WBC $8.60×10^9$/L，N 86.4%↑，RBC $3.67×10^{12}$/L↓，Hb 108g/L↓，PLT $37×10^9$/L↓；血清肿瘤标志物检查：CEA 68.38μg/L↑，CA19-9＞20 000U/ml↑，CA242＞1500U/ml↑，CA724 10.4U/ml↑；脑脊液生化：CSF-P 0.27g/L，GLU 2.21mmol/L↓，Cl^-126mmol/L，LDH 49U/L↑；CT检查示：①胃体占位，考虑胃癌，伴胃周、肠系膜、腹膜后、左锁骨上淋巴结转移，腹膜转移可能，少量腹水。②扫描范围内胸骨、多个胸腰椎、骨盆及双侧肱骨头、股骨头密度增高，骨转移可能。头颅MRI未见脑异常。脑脊液病理脱落细胞学检查：未检出恶性细胞。

检验科完善脑脊液常规细胞形态学检查，发现了异常：涂片中大部分细胞破碎或退行性改变，可见少量异常细胞（图1-117～图1-120）。形态描述：该类细胞胞体大，胞核大，染色质细致疏松，核仁清晰；胞质较少，可见瘤状突起。涂片中可见少量异形细胞，形态似恶性肿瘤细胞。

立即联系临床得知，患者为老年男性，且在化疗期间头痛症状之前也有出现，加之头颅MRI未见脑异常，脑脊液病理脱落细胞学检查未见异常，临床以为是化疗反应，并未考虑到有脑膜转移。所幸检验科脑脊液常规细胞学检查发现异常，提供有价值诊断依据，患者最终确诊为胃低分化腺癌脑膜转移。

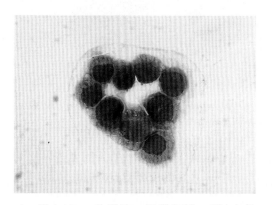

图1-117　脑脊液，异常细胞，瑞-吉染色，×1000

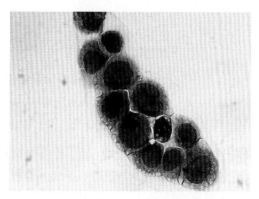

图1-118　脑脊液，异常细胞，瑞-吉染色，×1000

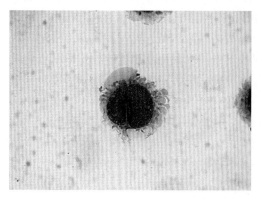

图1-119　脑脊液，异常细胞，瑞-吉染色，×1000

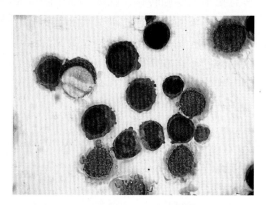

图1-120　脑脊液，异常细胞，瑞-吉染色，×1000

患者明确诊断：①胃恶性肿瘤cT4N3M1 Ⅳ期；②胃低分化腺癌脑膜转移；③骨继发恶性肿瘤；④胸椎继发恶性肿瘤；⑤锁骨上淋巴结继发恶性肿瘤；⑥胃淋巴结继发恶性肿瘤；⑦恶病质。

【沟通体会】

胃癌是消化系统常见的恶性肿瘤，胃癌晚期可以通过血行转移到达颅脑，而胃癌脑转移可以分为脑实质的转移和脑膜的转移，其中80%以上为脑实质转移，低于10%的比例为脑膜的转移。胃癌脑转移的症状根据转移部位的不同，转移瘤的大小不同等，而分别表现不同，临床症状主要有以下几个方面：头痛，喷射性呕吐、视盘水肿等；有患者还会出现脑神经受损后的偏瘫失语，还可以出现视野缺损；有患者转移到小脑可以出现小脑共济失调，患者出现步态的异常，还有患者转移到额叶的大脑实质，可出现情绪异常、记忆力的下降等。

本病例中患者确诊胃低分化腺癌且在规律化疗中，在出现多处肿瘤转移的情况下，患者出现明显头痛的确要考虑肿瘤细胞颅脑转移的可能，但是患者头颅MRI和脑脊液病理脱落细胞学检查未见异常，迷惑了临床，所以在临床实践中，多种检查手段和检查方法要互相结合，特别是体液细胞学检查，可以很好地弥补病理检查中对标本要求高的缺点，为临床提供更快的结果，为临床诊疗提供依据。

【专家点评】

脑脊液中可以查到多种肿瘤细胞或异形细胞，常见的肿瘤细胞有原发性肿瘤细胞、转移性肿瘤细胞、白血病细胞和淋巴瘤细胞。瑞-吉染色法是鉴别肿瘤细胞的重要方法，对这种体液细胞学的辨认则要求检验人员较强的专业性。

患者以"胃低分化腺癌"入院，并发多处骨转移，且出现明显头痛，头颅MRI未见脑异常，脑脊液病理检查未检出恶性细胞。而脑脊液常规检查可见少量异形细胞，通过详细描述异形细胞的形态，为临床确定胃癌发生脑转膜移提供了有力证据。临床后续完善相关检查，调整治疗方案，我们的脑脊液细胞学检查都功不可没。

（提供：李静芳；审核：蒋锦文　窦心灵）

案例27　异常细胞欲遁形，脑脊液细胞学显神通

【案例经过】

患儿女，2岁。因"发热、呕吐半天，发现血象异常"入院，初步诊断白血病。经过骨髓细胞学、流式细胞学等相关检测，诊断为急性髓性白血病（M5）。头颅CT平扫未见明显异常。颅脑MRI平扫＋增强：未见明显异常。病理科多次脑脊液细胞学检测未见异常细胞。多次外送第三方检测公司行脑脊液微小残留检测阴性。

检验科多次脑脊液细胞形态学查到异常细胞，该类细胞大小较一致，呈圆形或类圆形，部分细胞融合成团，胞质量中等，部分胞质可见空泡，灰蓝色，无颗粒，核染色质疏松，核仁隐显不一（图1-121～图1-124）。依据细胞形态特征，考虑急性髓系白血病（M5）中枢神经系统浸润。

【沟通体会】

该病例的诊断过程中，头颅CT和颅脑MRI均提示未见明显异常。脑脊液微小残留

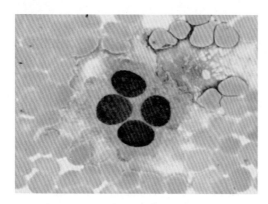

图1-121　脑脊液，异常细胞，瑞-吉染色，×1000

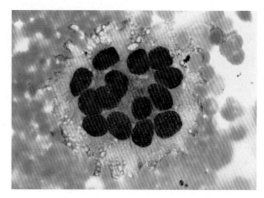

图1-122　脑脊液，异常细胞，瑞-吉染色，×1000

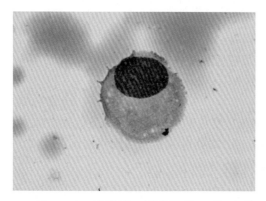

图1-123　脑脊液，异常细胞，瑞-吉染色，×1000

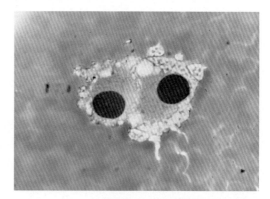

图1-124　脑脊液，异常细胞，瑞-吉染色，×1000

检测：结果为阴性。一方面可能由于异常细胞比例较低，检验人员误认为是非特异干扰而将其舍去，另一方面可能从标本采集到检测时间过长，细胞活性受到影响，导致无法检测到异常细胞的存在。病理科脑脊液细胞学检测阴性，未见异常细胞。但是检验科脑脊液细胞形态学检查在油镜下发现了异常细胞的存在，为急性髓系白血病（M5）中枢神经系统浸润提供了诊疗依据。检验科脑脊液细胞学检查在细胞数少时，我们会使用细胞涂片离心机制片，干燥后瑞-吉染色镜检，这样大大提高细胞数量少时异常细胞等异常成分的检出率，充分体现了脑脊液细胞形态学的重要价值。

【专家点评】

脑脊液中发现白血病细胞或淋巴瘤细胞是诊断中枢神经系统白血病或淋巴瘤的金标准，中枢神经系统白血病可发生在白血病的各个阶段，既可为白血病的首发症状，也可发生于白血病治疗缓解后多年。脑脊液白血病和淋巴瘤细胞与外周原发白血病和淋巴瘤细胞具有相同特点，脑脊液查见异常细胞可在中枢神经系统损害症状出现之前。此外，部分以中枢神经系统损害为首发症状就诊的白血病患者，可以出现脑脊液查见异常细胞，而同期的外周血中却未找见幼稚细胞的现象，这说明了并不是所有的白血病都是从外周向中枢神经系统转移的。此类患者若未行脑脊液细胞学检查，极易造成误诊和漏诊，会对患者的治疗和康复造成较大影响，因此我们要充分发挥脑脊液细胞学检查的优势，弥补其他检测方法的不足，更好地为临床和患者服务。

（提供：姚 强 曹 科 罗小娟；审核：窦心灵）

案例28 令人"头痛"的脑脊液细胞学

【案例经过】

日前，我院神经外科收治了一位58岁的男性患者，自述2周前因腹泻后出现头痛，伴恶心呕吐，给予甘露醇等治疗，症状稍好转；3天前又自觉头痛较前加重，恶心呕吐次数较前频繁，症状持续存在，门诊以"静脉窦血栓"收入院。

自发病以来患者精神、饮食、睡眠欠佳，大小便正常，体重近1个月减少5kg。经相关检查后结果显示，脑脊液生化：GLU 42.99mg/dl↓，Cl⁻ 107mmol/L↓。肺肿瘤四项：CEA 6.00ng/ml↑，CYFRA211 5.72ng/ml↑。PET/CT：右锁骨上区、纵隔4R、3A区高代谢淋巴结，考虑恶性病变可能性大。右锁骨上淋巴结穿刺病理诊断：淋巴结穿刺组织：浸润性癌（图1-125），结合免疫组化染色，倾向低分化腺癌。免疫组化染色：Ki-67（约60%＋）。特殊染色：AB/PAS（＋）。腹水标本包埋切片：查见散在异型细胞（图1-126），结合免疫组化染色支持癌细胞，倾向腺癌细胞。免疫组化染色：CKpan（＋），Vimentin（－），CR（－），CK5/6（－），CK7（＋），CK19（＋），CEA（－），CgA（－），CD56（－），Syn（－），Ki-67（＋）。特殊染色：AB/PAS（＋）。

脑脊液常规细胞形态学检查：有核细胞计数31×10⁶/L，有核细胞分类：淋巴细胞16%，单核细胞1%，异常细胞83%↑。可见散在或成堆分布的异常细胞，该类细胞体积大，呈类圆形，胞质周围可见水泡样突起，胞质丰富，嗜碱性强，着色不均匀，胞核呈圆形、椭圆形，染色质细致，核仁明显，1个至数个（图1-127～图1-130）。脑脊液抗酸染色、墨汁染色均阴性。

细胞形态学检查提示：符合肿瘤细胞，请结合临床。最终临床诊断为脑膜转移癌。

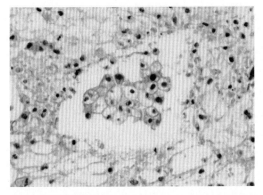

图1-125 脑脊液，异常细胞，HE染色，×400

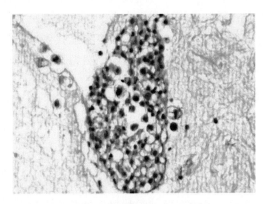

图1-126 腹水，异常细胞，HE染色，×400

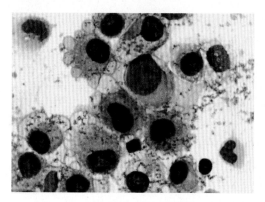

图1-127　脑脊液，异常细胞，瑞-吉染色，×1000

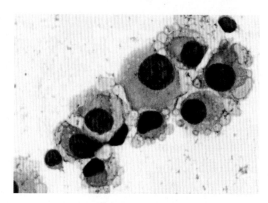

图1-128　脑脊液，异常细胞，瑞-吉染色，×1000

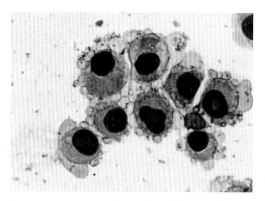

图1-129　脑脊液，异常细胞，瑞-吉染色，×1000

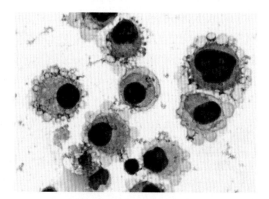

图1-130　脑脊液，异常细胞，瑞-吉染色，×1000

【沟通体会】

本例患者在外院治疗时未进行脑脊液检查，而仅仅降低颅内压缓解症状。收入我院后，在排除脑出血及占位性病变后及时做了脑脊液的细胞学检查，很快发现了肿瘤细胞，随后病理确定了患者的疾病类型，为下一步的检查和治疗提供了明确的方向。此患者后转入北京某医院，最终未能找到原发灶，因疾病进展较快而不幸离世。但常规细胞学及早发现的肿瘤细胞，仍然为临床医师和患者争取了治疗的时间。

【专家点评】

脑脊液中的肿瘤细胞，常常异型性较明显，不易漏检，对疾病的诊断有重大意义。在各种类型的体液细胞学检查中，瑞-吉染色的肿瘤细胞，多数呈强嗜碱性，相比HE染色，细胞核的染色质也更清晰。在临床体液检验行业标准中要求，脑脊液标本在数量较少的情况下推荐使用细胞涂片离心机，这样能大大提高阳性率，特别是当低于检验本科教材中的参考值以下，依然可以发现肿瘤细胞。这里也提示我们，在脑脊液细胞学检测中，无论有核细胞数量少到什么程度，均需要染色分类。瑞-吉染色体液细胞学对肿瘤的早发现、早治疗有重要价值。

（提供：李金丫；审核：张春莹　窦心灵）

案例29 一例脑膜转移癌的发现之旅

【案例经过】

一位53岁男士，1周前无明确诱因出现头晕头痛，头部昏沉感，以后枕部疼痛为主，伴四肢乏力，未予以重视。起病以来，近3个月体重下降10 kg。

影像学检查：外院PET-CT结果考虑胃癌伴全身多发转移可能性较大。血常规、尿常规未见特殊异常。脑脊液检查：GLU 3.25mmol/L，Cl⁻ 121.5mmol/L，PRO 0.24g/L↑，IgG 67.8mg/L↑。肿瘤标志物八项：AFP 403.2ng/ml↑，CEA 5.62ng/ml↑，CA19-9 189.77U/ml↑，CA724＞250U/ml↑，CYFRA211 31.8ng/ml↑，NSE 14.4ng/ml，t-PSA 1.97ng/ml，f-PSA 0.387ng/ml；脑脊液LDH 67U/L↑。

脑脊液常规细胞形态学检查：外观淡黄色、透明，潘氏试验（＋），细胞总数146×10⁶/L，有核细胞计数82×10⁶/L；有核细胞分类：单个核细胞88%，多个核细胞12%。体液散点图发现异常，随即制片染色，涂片有核细胞增多，并伴大量红细胞，可见大量异形细胞，其细胞胞体巨大，多见成团分布；胞质丰富，部分呈云雾状、有泡沫感，着蓝色或深蓝色，边缘呈毛发样，伪足状；细胞核呈圆形、类圆形或不规则形，核染色质深浅不一，核仁隐约可见（图1-131～图1-134）。综合以上细胞形态特征考虑肿

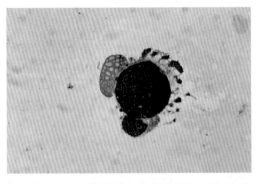

图1-131 脑脊液，肿瘤细胞，瑞-吉染色，×1000

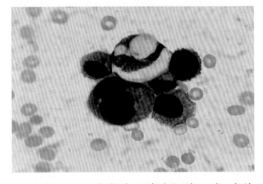

图1-132 脑脊液，肿瘤细胞，瑞-吉染色，×1000

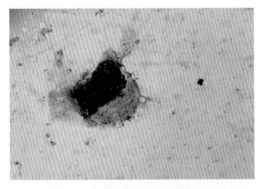

图1-133 脑脊液，肿瘤细胞，瑞-吉染色，×1000

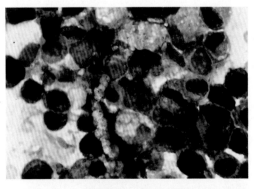

图1-134 脑脊液，肿瘤细胞，瑞-吉染色，×1000

瘤细胞脑转移。

【沟通体会】

患者1周前无明确诱因出现头晕，头部昏沉感，无视物旋转，伴头痛，以后枕部疼痛为主，伴四肢乏力，近3个月体重下降明显，外院考虑胃癌伴全身多发转移可能性较大，神经症状异常原因不甚明确，脑膜转移癌不除外，肿瘤相关指标均升高，再结合脑脊液常规细胞学检查，最终诊断为脑膜转移癌。

【专家点评】

脑脊液细胞学检查在中枢神经系统疾病诊断中具有绝对优势，它是诊断脑膜癌的金标准。在临床工作中，要细致细心，时刻发现问题，即使没有发现体液细胞"散点图"的异样，也应该制片染色镜检。倘若没有做涂片染色这"多此一举"的步骤，就不会有如此重大的发现。此外，在关注自身专业的基础上，还应多学科思考，给临床最大的帮助。只有如此，许多细小、隐藏较深的病变才会被我们所察觉。

（提供：谢学贤；审核：夏万宝　窦心灵）

案例30　孙先生水肿之谜

【案例经过】

来自江苏扬州的孙先生，今年48岁，1年前，在单位组织的体检中，查出肾功能不佳，由于工作忙加之症状不明显，便没有在意。2周前无明显诱因晨起发现颜面部及双下肢对称性水肿，伴乏力感，意识到病情的严重性，赶紧到医院检查。

经检查，尿常规：尿蛋白（＋＋），隐血（＋＋＋），红细胞126个/μl↑，经尿沉渣离心镜检可见红细胞（＋＋）。尿相差显微镜检查：正常红细胞形态47%，异常红细胞形态53%，见棘形红细胞、出芽状球形红细胞、面包圈样红细胞和小红细胞。可见透明管型、复粒细胞管型、颗粒管型、蜡样管型、宽幅管型等（图1-135～图1-140）。细胞形态学检查提示：考虑为肾病引起的水肿。

24小时尿蛋白定量7284mg/24h↑；尿蛋白电泳为以大分子蛋白为主的肾小球性蛋白尿；尿本周蛋白阴性；血清生化检查：TP 37.3g/L↓，ALB 16.8g/L↓，TG 2.68mmol/L↑，TC 9.85mmol/L↑，LDL-C 8.04mmol/L↑。血清肿瘤标志物：CEA 1.30ng/ml，

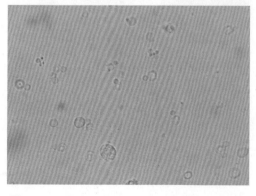

图1-135　尿液，异形红细胞，未染色，×400

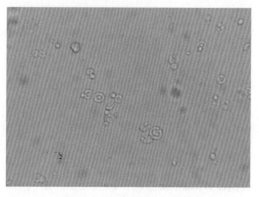

图1-136　尿液，异形红细胞，未染色，×400

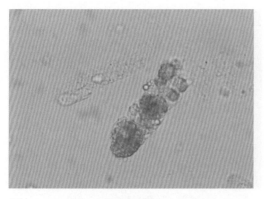

图1-137 尿液，复粒细胞管型，未染色，×400

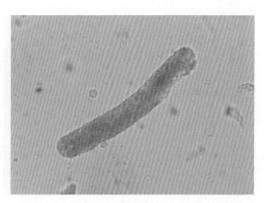

图1-138 尿液，颗粒管型，未染色，×400

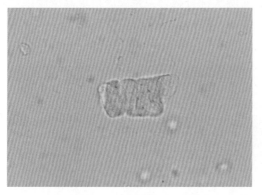

图1-139 尿液，蜡样管型，未染色，×400

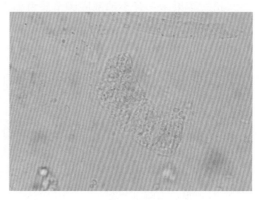

图1-140 尿液，宽幅管型，未染色，×400

CA125 119.2U/ml↑，CA153 27.9U/ml↑，CA19-9 7.1U/ml，CA724 4.9U/ml。彩超检查：右肾大小约13.1cm×5.2cm，左肾大小约11.4cm×5.9cm，轮廓清晰，双肾实质回声增强，与集合系统界线欠清晰，集合系统未见明显分离。左肾实质可见一大小为2.3cm×2.0cm囊性回声，后方回声增强。双侧输尿管未见扩张。膀胱充盈可，壁不厚，内未见异常回声。超声示：双肾弥漫性回声改变；左肾囊肿（图1-141）。

病理检查：免疫荧光示IgA球性沿系膜区呈团块状沉积（图1-142）。

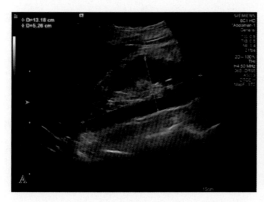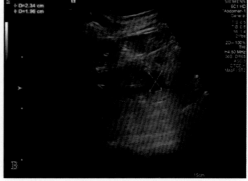

图1-141 超声图像

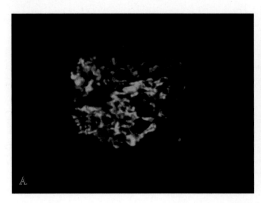
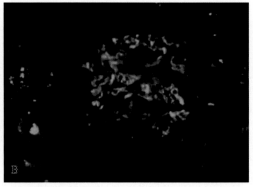

图1-142　免疫荧光，团块状沉积

超微结果示：肾小球基底膜节段性偏薄，足突大部分融合，系膜区可见高密度电子致密物沉积，内皮下可见少量电子致密物沉积（图1-143）。

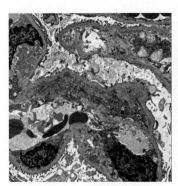
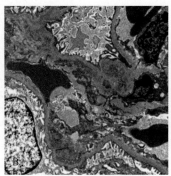
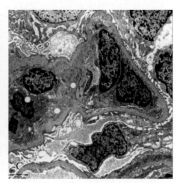

图1-143　超微结构

送检肾穿刺组织常规做HE、PAS、PASM、Masson染色（图1-144～图1-147），主要为肾皮质，可见14个肾小球，其中一个肾小球球性硬化。

其余肾小球系膜细胞和基质轻－中度增生，伴内皮细胞增生，系膜区嗜复红蛋白沉

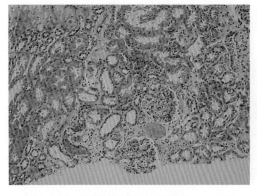

图1-144　肾穿刺组织，HE染色，×100

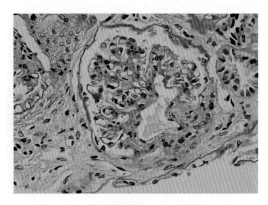

图1-145　肾穿刺组织，PAS染色×400

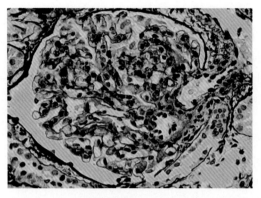

图1-146 肾穿刺组织，PASM染色×400

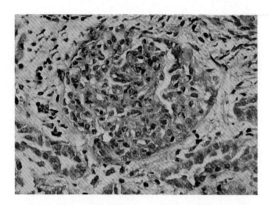

图1-147 肾穿刺组织，Masson染色×400

积，毛细血管袢开放，基底膜无明显增厚，未见钉突样结构，无系膜插入及双轨形成，上皮下、内皮下未见嗜复红蛋白沉积，壁层上皮细胞无增生，未见新月体形成。

肾小管上皮细胞空泡及颗粒变性，可见少量红细胞管型及蛋白管型，部分肾小管管腔扩张，刷毛缘消失，个别肾小管萎缩，肾间质轻度水肿，小灶状炎症细胞浸润，无明显纤维化，小动脉管壁增厚，管腔狭窄。

综合光镜、免疫荧光及电镜检查，病理诊断：符合IgA肾病，相当于Lee分级：Ⅲ级伴急性肾小管间质损伤。

【沟通体会】

从本案例可以看出显微镜检查在异常标本的复检中仍起着不可替代的作用，尤其是异常红细胞、肾小管上皮细胞、管型等有形成分对肾病的诊断有很大的提示作用。同时，尿液有形成分形态多样，需要形态学检验人员认真总结、积累经验、多交流学习、取长补短、夯实自己的基本功，这样才能发出具有诊断价值的检验报告，及时提示临床，为其诊断及治疗提供依据与方向，做好"侦察兵"的角色。

【专家点评】

IgA肾病是一种常见全球高发的原发性肾小球疾病，是导致慢性肾脏病最重要的原因之一，25%～30%患者在25～30年后进展到终末期肾脏病。肾活检是诊断IgA肾病的唯一方式。尿液形态检查因其廉价、无创、快速、可反复检查，仍是肾病筛查的不二之选，所以我们应当重视尿液形态学检查。

（提供：余启泓；审核：窦心灵）

案例31 三次电话，为何仍然得不到患者信任？

【案例经过】

患者男，52岁。因反复肉眼血尿11个月，临床诊断为药物性肾炎、气虚血瘀、慢性咽炎、血尿，一直按肾炎治疗，治疗期间在外院查过尿液分析和肾功能，11个月前尿常规：RBC 5394.00个/μl↑、尿蛋白（＋＋）↑、尿隐血（＋＋＋）↑；6个月前尿常规：尿蛋白（＋＋）↑、尿隐血（＋＋＋）↑、RBC 1500.00个/μl；1个月前尿液RBC 5212.0个/μl↑，URE 38.52mg/dl↑，CRE 314.85μmol/L↑。

本次尿红细胞相差显微镜检查，标本离心后沉渣外观白色微浊（图1-148右），离心镜检见大量细菌，影红细胞3～5个/HP，WBC 1～3个/HP（图1-149），这么大量的细菌凭经验考虑是尿液留取后放置时间过长导致的。

打电话联系上患者后询问其留尿时间，让我吃惊的是他送检的尿液居然是前一天早晨留取的，但忘记了送检，放置24小时后才送来检测。于是我告知其留取尿液的要求，嘱其重新留取尿液并立即送检。

查阅影像学检查发现患者11个月前肾脏CT检查报告显示：双侧肾盂内软组织信号，建议MRI增强检查；右肾小片低信号（图1-150，图1-151）。

第2天，患者送来了第二次尿液标本，经离心后尿液外观与第一次尿液有显著区别，沉渣黄红色（图1-148左），镜检发现红细胞满视野，均为正常形态红细胞，WBC 6～8个/HP，上皮细胞4～6个/HP，同时偶见成堆或单个散在的胞体较大的上皮细胞（图1-152）。染色镜检除发现大量正常形态红细胞和少量中性粒细胞外，还可见少量胞体巨大、核仁明显、核大小不等，呈强嗜碱性，泡沫状、云雾状的细胞质，散在或成堆分布的异常细胞（可疑肿瘤细胞）（图1-153～图1-157）。

于是第一时间将报告审核发布，并第二次拨通患者的电话，告知在其尿液中发现可疑肿瘤细胞，建议其及时打印报告单并去泌尿外科就诊，必要时做泌尿系统B超及磁共振增强检查。然而在发布报告2周后，患者依然未打印报告，于是第三次拨通患者的电话，嘱其务必引起高度重视，并进一步检查，以明确诊断。几个月后电话随访患者，病

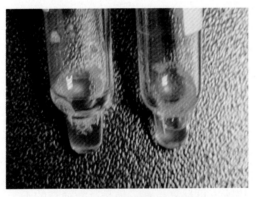

图1-148　两次尿液外观对比

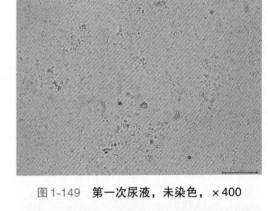

图1-149　第一次尿液，未染色，×400

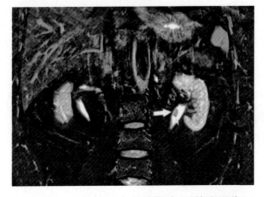

图1-150　患者11个月前肾脏CT检查图像

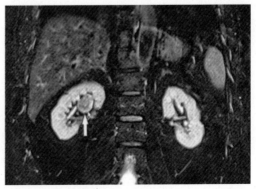

图1-151　患者11个月前肾脏CT检查图像

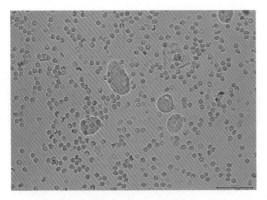

图 1-152　第二次尿液，未染色，×400

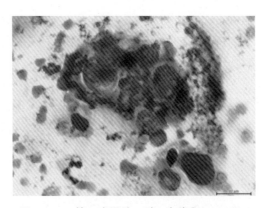

图 1-153　第二次尿液，瑞-吉染色，×1000

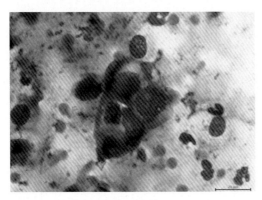

图 1-154　第二次尿液，瑞-吉染色，×1000

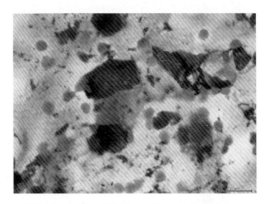

图 1-155　第二次尿液，瑞-吉染色，×1000

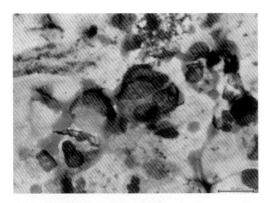

图 1-156　第二次尿液，瑞-吉染色，×1000

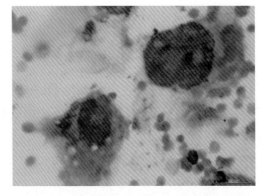

图 1-157　第二次尿液，瑞-吉染色，×1000

理最终确诊为肾移行上皮癌。

【沟通体会】

这个病例通过反复与临床沟通得到下面三点体会：①分析前质量控制的重要性。患者留取尿液标本前，检验人员要嘱其正确留取标本及送检时间；窗口接收标本时，要核实标本留取的量和留取过程及送检时间是否合格；在检测的过程中对于不合格标本，务必遵照相关处理流程，避免给临床出具错误报告或假阴性报告。②体液细胞形态学检查非常重要。检验人员镜检时需要仔细查找病理成分，对于可疑细胞，必须要离心涂片染色确定细胞种类。③临床医师和医技人员要多沟通交流，互相学习，互相促进，不断提高技术水平，提高综合诊治能力。

【专家点评】

随着科技的发展，尿常规检验也发生了翻天覆地的变化，自动化操作虽然能完成多数的标本，但是并不能代替人工镜检，尿液的复检仍然是必需的。各个实验室均需要制订适合本实验室的复检规则，并做出验证。本案例中的检验人员具有高度责任心，在尿沉渣中能够找到肿瘤细胞并紧盯患者做进一步检查，最终病理确诊为肾移行上皮癌，给反复血尿交了一份满意的答卷，同时印证了我们检验结果的准确性，体现了细胞学检验工作者的价值。

（提供：唐玉凤；审核：窦心灵）

案例 32　尿液中惊现"魔鬼"细胞

【案例经过】

作为检验工作者，日常工作中经手的"彩色尿"标本不算少，但最多见的还是血尿标本，常跟泌尿系统感染、结石、肾病等有关，但也有少数是泌尿系统肿瘤引起的。

一患者因出现无明显诱因的肉眼血尿，伴尿频、尿急、尿痛，无腰痛、发热等不适，外院诊断为泌尿系统感染，给予对症治疗后好转出院。但没过多久又出现血尿，来我院就诊。

完善相关检查如下。血常规：WBC 7.04×10^9/L，N 62%，RBC 3.47×10^{12}/L↓，Hb 100g/L↓，PLT 362×10^9/L↑。生化检查：ALB 132.4mg/L↓，CHE 3645U/L↓，UA 480μmol/L↑，URE 10.11mmol/L↑，CRE 161μmol/L↑，胱抑素C 2.61mg/L↑。血清肿瘤标志物检查：GRP 141.3pg/ml↑，CYFRA211 20.6ng/ml↑，FT 275.1μg/L↑。尿常规：WBC 1826个/μl，RBC 8725个/μl，LEU（＋＋），PRO（＋＋），BLD（＋＋＋）。形态描述：尿液离心涂片S染色，可见大量异常细胞（图1-158～图1-161），该类细胞胞体大，胞核较大，核质比高，核仁明显，可见双核及多核细胞。这些异常的细胞马上引起了我的警觉，结合肿瘤标志物检测结果，怀疑该患者反复血尿不是泌尿系统感染，

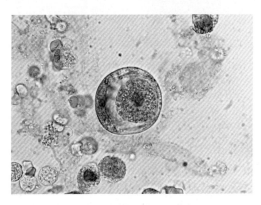

图1-158　尿液，异常细胞，S染色，×1000

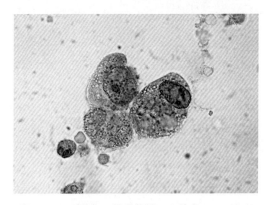

图1-159　尿液，异常细胞，S染色，×1000

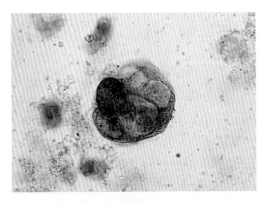

图1-160　尿液，异常细胞，S染色，×1000

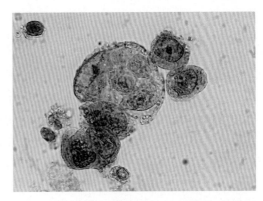

图1-161　尿液，异常细胞，S染色，×1000

而是肿瘤方面因素导致。因此，尿液形态学报告中提示：镜检检出大量异形细胞，形态似恶性肿瘤细胞，请结合临床及病理检查。并立即联系临床医师建议做病理和影像学检查。

影像学和病理检查如下：①盆腔MRI考虑膀胱癌；②CT示膀胱腔内肿块，性质考虑恶性；③病理检查：膀胱非浸润性高级别尿路上皮癌。

【沟通体会】

尿沉渣中所见的肿瘤细胞大部分为尿路上皮细胞癌（90%），膀胱癌最常见，尿中肿瘤细胞的形态特点：①细胞体积大，形态异常。②细胞核大，核质比增高。③细胞核仁大，核仁增多。④细胞核染色质增多，核浓染。⑤细胞核形态异常，核膜肥厚。⑥成堆出现的肿瘤细胞，细胞及核大小形状差异明显；排列不规则；有时出现包涵体；多核细胞增加；常见核分裂细胞。

尿沉渣中检出肿瘤细胞，对于恶性肿瘤的发现具有重要意义。但在某些炎症、病毒感染、结石和放化疗等情况下也可看到异形细胞，因此判断并不容易。尿沉渣的未染色标本，由于细胞核不清晰，所以很难判断其良、恶性。务必进行S染色、SM染色或瑞-吉染色仔细观察，并结合临床，以免漏检或误报。当然，在这几种染色中，对于肿瘤细胞的鉴别，无疑瑞-吉染色更胜一筹。

【专家点评】

尿液细胞学检查是将尿液标本离心制片后，经过特殊染色观察各种细胞并评估其意义的方法，主要用于发现泌尿系统的恶性肿瘤。凡是细胞形态学的检查都会涉及需要有经验的人员、良好的设备和试剂才能保证其质量，所以目前从三级医院到各基层医院，虽尿常规都有开展，但尿液细胞学检查却没有覆盖所有的医院，这对于一些早期的泌尿系统恶性肿瘤就容易漏检。泌尿系肿瘤确诊靠病理，但病理组织取材不易、耗时较长，如果能在尿液中及早发现肿瘤细胞，便能帮助临床早诊断、早治疗。

另外，在发现异常细胞时，应结合病史、影像、病理等，与临床多沟通联系，切勿脱离临床随意发出报告。

（提供：李静芳；审核：蒋锦文　窦心灵）

案例33 蓝色"小炸弹"，再年轻也扛不住！

【案例经过】

青壮年男性患者本是家庭顶梁柱，却是因为职业生产防护疏忽入院。一位38岁的农民。因"突发咯血，鲜红色"入院。初步诊断：肺部炎症。

血常规：WBC 8.09×10⁹/L，N 69.5%，RBC 5.01×10¹²/L，PLT 233×10⁹/L；血清生化：TP 63.4g/L↓，ALB 39.0g/L↓。肺泡灌洗液细菌培养＋嗜血杆菌培养：培养2天无细菌生长；未培养出真菌，未培养出嗜血杆菌。胸部CT：右肺中叶及两肺下叶感染。支气管镜检查提示：右肺下叶外基底段出血，BAL右肺下叶前外后基底段开口血凝块堵塞管腔，异物取出术。肺组织病理：纤维素样渗出物及血凝（右肺下叶外基底段活检）。肺泡灌洗液TCT：右肺下叶灌洗液涂片（未找到癌细胞）。

肺泡灌洗液常规细胞形态学检查：有核细胞增多，以巨噬细胞为主，伴大量红细胞，中性粒细胞易见，涂片可见较多巨噬细胞吞噬蓝色颗粒（图1-162～图1-165），未见其他特殊异常细胞。

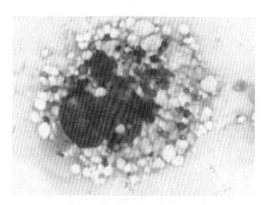

图1-162 肺泡灌洗液，巨噬细胞吞噬蓝色颗粒，瑞-吉染色，×1000

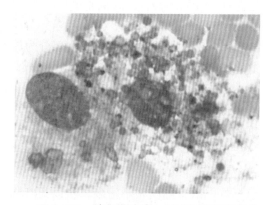

图1-163 肺泡灌洗液，巨噬细胞吞噬蓝色颗粒，瑞-吉染色，×1000

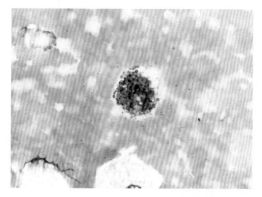

图1-164 肺泡灌洗液，巨噬细胞吞噬蓝色颗粒，瑞-吉染色，×400

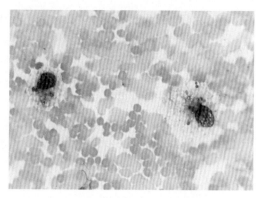

图1-165 肺泡灌洗液，巨噬细胞吞噬蓝色颗粒，瑞-吉染色，×400

【沟通体会】

肺泡灌洗液形态学检查可见较多巨噬细胞吞噬蓝色颗粒，考虑异物吸入引起，请结合临床。最终临床诊断为肺部炎症。该患者为青壮年，咯血入院，在医师未找到咯血原因之前，接到细胞室电话，咨询患者的职业，细胞室检验人员告知该患者肺泡灌洗液细胞涂片可见大量肺巨噬细胞吞噬蓝色异物，考虑异物吸入引起，请医师再次确认患者的职业，沟通后，得知患者虽为农民，但也是一名油漆工人，工作时有明显粉尘，结合患者工作性质，可以明确肺巨噬细胞内的蓝色物质是由于吸入树脂类物质引起。

【专家点评】

肺泡巨噬细胞广泛存在于肺间质，在肺泡隔中最多，可进入肺泡腔。正常人支气管肺灌洗液中巨噬细胞占85%～96%。肺泡巨噬细胞根据其吞噬的物质及形态分为尘细胞、含铁血黄素细胞、泡沫细胞等。有研究表明，肺巨噬细胞由单核细胞分化而来，但胎儿出生即定植在肺泡，并在此进行自我更新，当要耗尽时，才调动血液中的。巨噬细胞参与免疫反应、炎症反应、损伤修复反应及适应性保护作用。肺泡灌洗液BALF形态学检查，通过检验科常用瑞-吉染色方法，方便易得，在很多时候可以给出临床指导性的方向和建议，BALF的细胞学意义就凸显于此。

（提供：全月丹；审核：闫立志　窦心灵）

案例34　牛奶样的肺泡灌洗液

【案例经过】

59岁的郑女士被一种"怪病"折磨了近2年，主要症状为咳嗽、咳痰、喘憋，且每次咳嗽都会咳出乳白色像牛奶一样的痰液。郑女士辗转多家医院，但一直没找到病因，严重影响了生活质量。

2020年3月，郑女士来到我们医院呼吸科就诊，胸部CT：两肺可见弥漫片状密度增高影，两肺炎症考虑，建议治疗后复查。随后门诊拟"社区获得性肺炎"入院。入院后完善相关检查，腹部B超示：肝、胆、脾、胰、双肾未见明显异常。血常规、生化检查未见明显异常，血清肿瘤标志物检查：CEA 9.65ng/ml↑，CA153 60.10U/ml↑，Fer 257.50ng/ml↑。同时医师还开具了肺泡灌洗液检查，只见送检的标本外观呈乳白色，浑浊，经检查红细胞计数$700×10^6$/L，有核细胞计数$320×10^6$/L；有核细胞分类：巨噬细胞30%，淋巴细胞30%，中性粒细胞20%，纤毛柱状上皮细胞20%，此外还可见大量无定形碎片（图1-166～图1-168），碎片大小不一，形态不一，有点状、颗粒状、小片状、圆形、椭圆形、不规则形等，着色深浅不一。糖原（PAS）染色碎片边缘着红色，为阳性（图1-169），建议临床考虑肺泡蛋白沉积症（PAP）。而灌洗液病理脱落细胞学检查也未找到核异质细胞。最终临床诊断为肺泡蛋白沉积症（PAP）。

郑女士在经过全肺灌洗术后喘憋症状显著改善，痰液明显减少，肺部CT显示弥漫性渗出影明显减少，看着病情一点点好转，郑女士感激不尽。

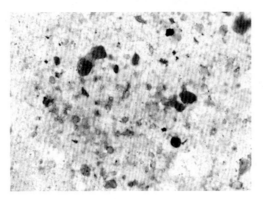

图1-166　肺泡灌洗液，无定形碎片，瑞-吉染色，×1000

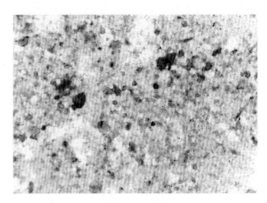

图1-167　肺泡灌洗液，无定形碎片，瑞-吉染色，×1000

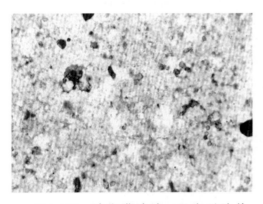

图1-168　肺泡灌洗液，无定形碎片，瑞-吉染色，×1000

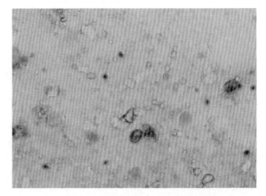

图1-169　肺泡灌洗液，无定形碎片，糖原染色，×1000

【沟通体会】

该病例诊断过程中，胸部CT提示两肺炎症，易误诊为一般的肺炎、肺结核或其他肺间质性疾病。腹部B超提示未见明显异常，对本病参考价值不大。病理科细胞学诊断提示未找到核异质细胞，对其他有价值的细胞或有形成分没有提示。而BALF常规细胞学检查以油镜下发现大量细小的碎片为突破口，经PAS染色证实，最后诊断为肺泡蛋白沉积症（PAP），充分体现了BALF常规细胞学的重要价值。

【专家点评】

PAP最早由Rosen及其同事报道，该疾病是一种特殊类型的弥漫性肺实质性罕见疾病，由于肺泡表面活性物质异常在肺泡及终末呼吸性气管内沉积，导致限制性通气功能障碍和弥散功能降低，最终发展为呼吸衰竭的临床综合征。关于该疾病的诊断，肺活检虽是金标准，但是肺活检对患者创伤大。通常对于临床而言，在未活检的情况下，发现牛奶样的灌洗液，胸部CT发现有"铺路石样"改变，形态学发现无定形碎片，并且PAS染色阳性，结合患者基本情况，就基本可以做出临床诊断。并且肺泡灌洗术可以清除沉积在肺泡腔内的脂蛋白样物质，也是治疗本病的有效手段。

（提供：韩　东；审核：窦心灵）

案例35 细针穿刺显神威

【案例经过】

一位80岁的大爷，20日前出现双侧肋部疼痛，5日前出现进食后呕吐伴胸痛、上腹部胀痛，吞咽困难，收入院。

血常规：PLT 86×10⁹/L↓；血清生化：CRP 82.4mg/L↑，TP 62.7g/L↓，ALB 39.9g/L↓。超声胃镜检查示：可见食管后方纵隔内巨大回声区占位，边界欠清，多普勒显示无血流信号；行纵隔占位超声内镜下细针穿刺活检术进行进一步分析。增强胸部CT：后纵隔内占位与下段食管分界模糊，提示淋巴结转移；左肺下叶后基底段结节，提示转移。病理检查结果：后纵隔凝血块及变形坏死组织中可见极少数异形细胞，建议复查。

常规细胞形态学检查：细针穿刺留取组织标本，红色，浑浊；有核细胞分类：组织细胞85%，淋巴细胞15%，查见异常细胞。形态描述：可见少量散在或成堆的异常细胞（图1-170～图1-173），该类细胞胞体较大，胞质着色偏红，核大，核畸形，核质疏松，可见核仁。

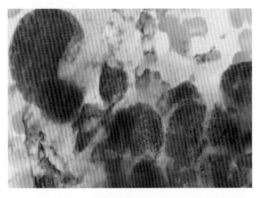

图1-170 细针穿刺组织，异常细胞，瑞-吉染色，×1000

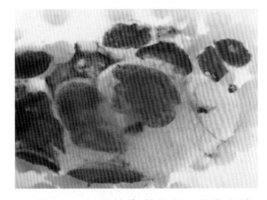

图1-171 细针穿刺组织，异常细胞，瑞-吉染色，×1000

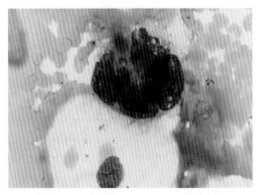

图1-172 细针穿刺组织，异常细胞，瑞-吉染色，×1000

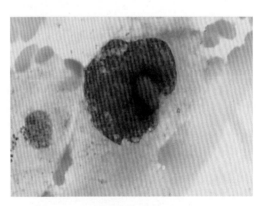

图1-173 细针穿刺组织，异常细胞，瑞-吉染色，×1000

【沟通体会】

细胞形态学检查提示可见异常细胞，考虑肿瘤细胞可能，经临床诊断：后纵隔占位合并肺转移。该患者标本就是根据要求制成组织混悬液标本送检，形态学发现异常细胞，考虑肿瘤细胞可能，后期的病理及CT结果表示支持，考虑后纵隔占位合并肺转移，考虑到患者高龄，放疗及化疗效果差，预后较差。随后我们也与胃镜室合作陆续开展了几例此类标本的形态学检查，按照上述方法处理阳性检出率也非常高。

【专家点评】

细针穿刺组织液标本对于检验学科相对特殊，可定位病变部位取材，一些难以取得的标本用细针穿刺可以获得意想不到的效果，创伤小，可以反复操作，涂片阳性率高。但是实际上很多医院并未开展，十分可惜，检验科可努力尝试拓宽并改良标本来源，与内镜科、病理科等医技、临床科室合作互补，发挥特有的细胞形态学检验优势，与之相辅相成，使患者获益，病痛得以有效救治，为后续治疗、疗效观察提供有力依据。

（提供：杜园园　田　芳；审核：崔　燕　窦心灵）

第二章

体液细胞形态病例分析

病例1 液基涂片阴性的胸水检出癌细胞

【病例资料】

患者男，69岁。因"胸闷气促10余天入院"。查体：颈部触及淋巴结肿大，无压痛。初步诊断：①发热；②胸腔积液；③急性心包积液；④肝脓肿。血常规：WBC $21.51 \times 10^9/L$ ↑，RBC $2.98 \times 10^{12}/L$ ↓，Hb 93g/L ↓，PLT $24 \times 10^9/L$ ↓。CRP 60.2mg/L ↑。凝血功能：FIB 0.61g/L ↓，D-Dimer 39 090μg/L ↑。血清肿瘤标志物：CYFRA211 10.8ng/L ↑，NSE 122ng/L ↑。

1.影像学和病理科检查　B超检查：有异常淋巴结，右锁骨上混合回声团，MT（malignant tumor，恶性肿瘤）考虑，左侧肩峰三角肌内偏低回声团，MT考虑。肺部CT检查：肺多发结节，淋巴结肿大，警惕转移性肿瘤。PET-CT检查：考虑恶性病变可能性大，淋巴瘤可能。胸水病理液基：未找到癌细胞。淋巴结穿刺病理活检：低分化腺癌。骨髓穿刺病理活检：低分化癌转移。

2.胸水常规细胞形态学检查　外观红色、微浑，红细胞计数25 000×10^6/L，有核细胞计数252×10^6/L；有核细胞分类：巨噬细胞10%，淋巴细胞7%，中性粒细胞50%，嗜酸性粒细胞3%，间皮细胞30%。形态描述：涂片可见异常细胞，细胞形态各异，细胞大小不一，胞质量少，部分胞质呈蜂窝状，边界不清；核畸形，核质比高，着色深浅不一，核仁明显（图2-1～图2-4）。

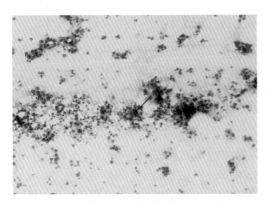

图2-1 胸水，成堆异常细胞，瑞-吉染色，×400

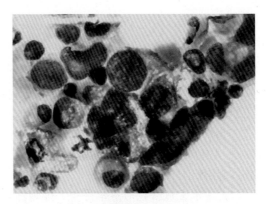

图2-2 胸水，癌细胞，瑞-吉染色，×1000

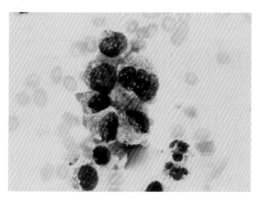

图2-3　胸水，癌细胞，瑞-吉染色，×1000

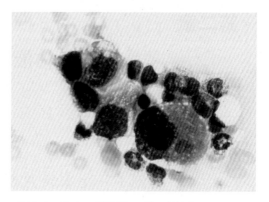

图2-4　胸水，癌细胞，瑞-吉染色，×1000

【细胞形态学检查提示】

涂片可见异常细胞，考虑癌细胞，请结合临床和病理。

【临床诊断】

肺腺癌。

【病例分析】

该例患者入院后影像学诊断方向不明确，胸水病理液基阴性，但胸水细胞形态学找到恶性肿瘤细胞，后续骨髓活检和淋巴结活检证实了恶性肿瘤的诊断。病理液基涂片因方法学限制，在细胞数量较少的情况下可能会漏检，而常规细胞形态学制片过程中浓缩细胞，阳性率较高。影像学、病理学和细胞学方法不同，互为补充，为临床诊断和治疗提供重要依据。病理液基阳性率低，组织活检是肿瘤诊断的金标准，但报告周期长，胸水细胞形态学快速、简便、准确，在脱落细胞学中很好地弥补了病理学的不足，充分体现其优势和价值，值得推广和学习。

（提供：王珍妮；审核：蔡清华）

病例2　胸水检出体积大小不一的癌细胞

【病例资料】

患者男，57岁。2天前因胸闷气急入院。外院行胸部DR片提示：右侧胸腔大量积液，伴肺不张，左肺下叶钙化灶。局部麻醉下行胸腔闭式引流，分别引流出650ml、700ml血性液体，胸水标本送检结果未出，患者自觉胸闷较前好转出院。今为进一步诊治，遂于我院就诊，门诊拟"右侧胸腔积液"入院。

1.影像学和病理科检查　CT检查：右肺下叶占位伴右侧胸膜增厚，肿瘤可能性大。病理三次胸水液基涂片及细胞块检查：未找到癌细胞。右肺肿块穿刺活检（病理）检查：腺癌。

2.胸水常规细胞形态学检查　外观红色、浑浊，红细胞计数74 000×10^6/L，有核细胞计数740×10^6/L；有核细胞分类：淋巴细胞68%，巨噬细胞10%，间皮细胞8%，异常细胞5%，嗜酸性粒细胞5%，中性粒细胞4%。形态描述：涂片可见散在及成簇异常细胞，该细胞体积大小不一，胞质丰富，着色偏蓝，部分可见空泡；核畸形，染色质疏松，着深紫红色，核仁明显，数目1～2个，未见多倍性染色体（图2-5～图2-8）。

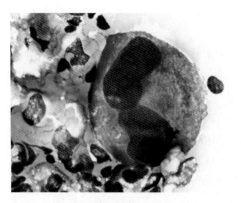

图2-5 胸水，异常细胞，瑞-吉染色，×1000

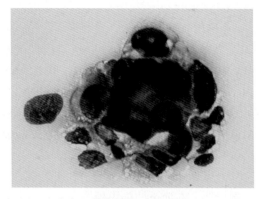

图2-6 胸水，异常细胞，瑞-吉染色，×1000

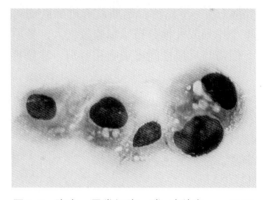

图2-7 胸水，异常细胞，瑞-吉染色，×1000

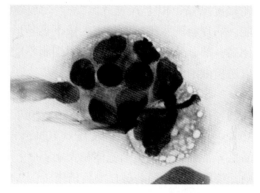

图2-8 胸水，异常细胞，瑞-吉染色，×1000

【细胞形态学检查提示】

涂片可见异常细胞，考虑癌细胞，请结合临床和病理。

【临床诊断】

肺腺癌。

【病例分析】

　　该患者因大量胸腔积液引起胸闷气急入院，CT检查右肺下叶占位，肿瘤可能大。病理三次液基涂片均为阴性，胸水常规细胞学检查快速找到异常细胞，考虑腺癌细胞并及时提示临床。随后进行肺肿块穿刺活检，病理活检诊断为腺癌。病理液基涂片因方法学限制，在细胞数量较少的背景下可能会漏检，检验科胸水常规学检查与病理科液基细胞学检查同属脱落细胞学检查，结果相互补充，提高肿瘤细胞的阳性检出率。明确细胞和积液的性质后，临床可送检胸水基因等进一步个体化精准诊断，使用胸腔灌注化疗药物等特殊治疗方式为患者缓解病痛。

（提供：王　婵；审核：崔　燕）

病例 3　疑似结核性胸水检出癌细胞

【病例资料】

患者女，75岁。因"咳嗽、胸闷7天"入院，初步诊断：社区性获得性肺炎。血常规：WBC 4.6×10⁹/L，Hb 134g/L，PLT 216×10⁹/L。血清生化：TP 73.8g/L，ALB 46.2g/L。血清肿瘤标志物：AFP 0.98ng/ml，CEA 84.44ng/ml↑，CA125＞5130.0U/ml↑，CA19-9 0.8U/ml。结核T-SPOT检查：阳性。胸水生化：TP 54.7g/L，ADA 22.4U/L↑，LDH 514U/L↑。胸水肿瘤标志物：AFP 0.92ng/ml，CEA 80.28ng/ml↑，CA125 2764U/ml↑，CA19-9 2.5U/ml。

1.影像学和病理科检查　B超检查：右侧大量胸腔积液。PET-CT检查：右侧斜裂局部增厚，右前下肋胸膜稍增厚，右肺上叶近水平裂处斑片影，FDG代谢轻度增高；双肺散在多发小结节；右侧胸腔积液；右肺门及纵隔内、右侧隔前多发小淋巴结，FDG代谢轻度增高，以上首先考虑炎性，结核可疑，建议进一步诊治、定期复查排除肿瘤可能。病理科胸水细胞学检查：镜下见异形细胞单个排列或灶性分布，细胞核增大，核质比高，部分呈双核或多核，肿瘤细胞不能排除，但需与反应性间皮细胞相鉴别，建议再取送检做细胞蜡块和免疫组化进一步诊断。

2.胸水常规细胞形态学检查　外观血性、浑浊，李凡他试验（＋），红细胞计数3620×10⁶/L，有核细胞计数4780×10⁶/L。有核细胞分类：巨噬细胞45%，淋巴细胞30%，中性粒细胞5%，间皮细胞10%，异常细胞10%。形态描述：涂片有核细胞较多，易见异常细胞，该类细胞体积大小不一，胞质丰富，着灰蓝色，呈云雾状，核大而不规则，核染色质粗糙，核仁大且清晰（图2-9～图2-12）。

【细胞形态学检查提示】

涂片查见异常细胞，考虑癌细胞，请结合临床和病理等相关检查。

【临床诊断】

肺腺癌。

【病例分析】

影像学检查提示结核可疑，T-SPOT结果阳性，容易误诊为结核。但血清肿瘤标志

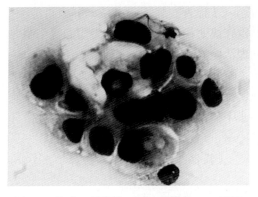

图2-9　胸水，癌细胞，瑞-吉染色，×1000

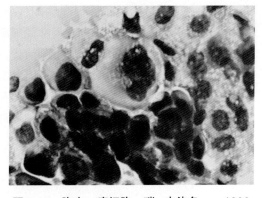

图2-10　胸水，癌细胞，瑞-吉染色，×1000

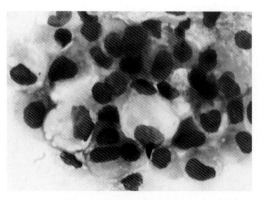

图2-11　胸水，癌细胞，瑞-吉染色，×1000

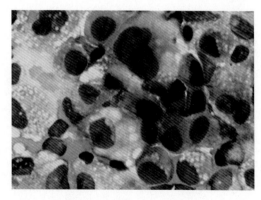

图2-12　胸水，癌细胞，瑞-吉染色，×1000

物CEA 84.44ng/ml，无法完全用结核解释，需进一步排除肿瘤。胸水常规细胞学检查，查见异常细胞，考虑腺癌细胞可能。因检验科胸水细胞学检查无法确定其原发病灶，加做胸水病理组化、基因检测，最终诊断为肺腺癌。

腺癌细胞是浆膜腔积液中最常见的恶性肿瘤细胞，具有腺腔样排列，胞体大，胞质呈云雾状，有分泌泡，畸形核、多核等特点。胸水中检出恶性细胞是诊断恶性肿瘤胸腔浸润的有力证据。

（提供：周　麟；审核：刘超群）

病例4　胸水检出核异质细胞伴嗜酸性粒细胞增多

【病例资料】

患者男，50岁。1个月前因"右下肺结节"于我院行右下肺根治术，术后病理活检：浸润性癌（高-中分化）。3天前检查发现右侧胸腔积液，无其他不适。为求进一步治疗，门诊以"右侧胸腔积液"收治入院。血常规：WBC 10.22×10^9/L↑，RBC 4.88×10^{12}/L，Hb 150g/L，PLT 249×10^9/L。血清肿瘤标志物：AFP 8.37ng/ml，CA125 0.42U/ml，FER 472.70ng/ml。

1.影像学检查　胸部B超检查：右侧胸腔积液，最深3.5cm。胸部CT检查：右肺下叶部分切除术后，右侧胸壁及纵隔积气，右侧少量气胸，右肺下叶炎变。

2.胸水常规细胞形态学检查　外观黄色、浑浊，李凡他试验（＋），细胞总数计数 $29\,920\times10^6$/L，有核细胞计数 $14\,720\times10^6$/L。形态描述：涂片有核细胞明显增多，以淋巴细胞为主，伴嗜酸性粒细胞增多（图2-13，图2-14），可见少量中性粒细胞、间皮细胞和巨噬细胞；查见少量核异质细胞，该类细胞胞体大，胞质量多，着紫红色，胞核大，核染色质细致均匀（图2-15，图2-16）。

【细胞形态学检查提示】

涂片查见核异质细胞，建议动态观察；嗜酸性粒细胞增多，请结合临床。

【临床诊断】

①右侧胸腔积液；②右肺下叶浸润性腺癌术后；③肺部感染。

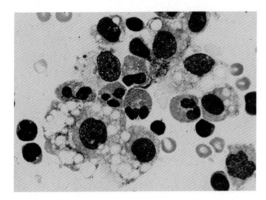

图2-13　胸水，嗜酸性粒细胞，瑞-吉染色，×1000

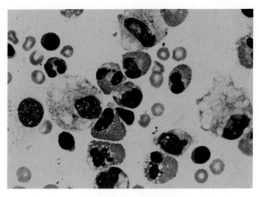

图2-14　胸水，嗜酸性粒细胞，瑞-吉染色，×1000

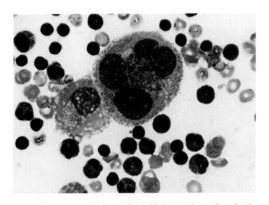

图2-15　胸水，嗜酸性粒细胞，瑞-吉染色，×1000

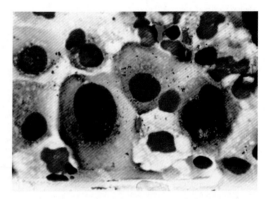

图2-16　胸水，核异质细胞，瑞-吉染色，×1000

【病例分析】

胸水中出现较多嗜酸性粒细胞，临床上常见于外伤、多次穿刺等原因所致的气胸和血胸，其次寄生虫、肿瘤及结核等产生的超敏反应也是嗜酸性粒细胞增高的重要因素。该患者胸水中嗜酸性粒细胞增多与胸部CT提示右侧少量气胸相符。查见少量核异质细胞，结合患者肿瘤史，不排除肿瘤转移的可能，需提示临床动态观察。

在临床工作中应做到合理的分级报告，不过度报告引起患者不必要的紧张，同时也能提示临床动态观察，减少漏诊、误诊。浆膜腔积液肿瘤细胞形态分级报告方式：第一级，积液中未见异常细胞，报未找到恶性细胞；第二级，可见不典型的异常细胞，报找到核异质细胞，请结合临床，动态观察；第三级，稍典型、数量少的异常细胞，报找到恶性细胞可能、待排；第四级，典型的、数量多的异常细胞，报找到恶性细胞，并做形态学描述。

（提供：戴红梅；审核：黄　俊）

病例5　腹水检出多核的癌细胞

【病例资料】

患者女，80岁。1个月前无明显诱因出现腹痛、腹胀，无呕血、黑便，偶有排便困难，无食欲减退、明显消瘦，于我院住院治疗。血常规：WBC 10.87×10⁹/L↑,RBC 3.39×10¹²/L↓，Hb 122g/L，PLT 287×10⁹/L。CRP 53.20mg/L↑。血清肿瘤标志物：AFP 2.85ng/ml，CEA 4.82ng/ml↑，CA125 637.70U/ml↑，CA19-9 5990U/ml↑，FER 620.10ng/ml↑。

1.影像学和病理科检查　CT平扫＋增强检查：左侧胸腔积液、腹水；胃腔未充盈，胃壁僵硬，不规则增厚，胃体大弯侧局部突向腔外结节及肿块，考虑胃恶性肿瘤伴腹腔、腹膜广泛种植转移可能性大；肝左内叶低密度占位：转移？腹水病理检查报告：未查见恶性肿瘤细胞。

2.腹水常规细胞形态学检查　外观黄色、浑浊，李凡他试验（＋），细胞总数2550×10⁶/L，有核细胞计数：1400×10⁶/L；有核细胞分类：中性粒细胞5%，淋巴细胞75%，间皮细胞3%，巨噬细胞3%，异常细胞14%。形态描述：涂片有核细胞明显增多，以淋巴细胞为主，查见异常细胞（图2-17～图2-20），该类异常细胞胞体大小不一，胞质量较多，有的可见囊性空泡；部分胞核较多，大小不一；部分核仁深蓝色大而明显，考虑恶性细胞（腺癌细胞可能）。

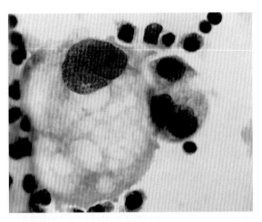

图2-17　腹水，恶性细胞，瑞-吉染色，×1000

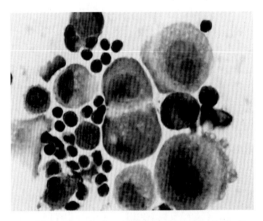

图2-18　腹水，恶性细胞，瑞-吉染色，×1000

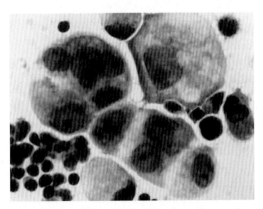

图2-19　腹水，恶性细胞，瑞-吉染色，×1000

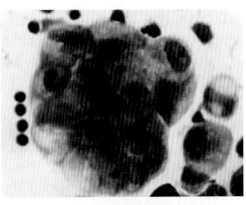

图2-20　腹水，恶性细胞，瑞-吉染色，×1000

【细胞形态学检查提示】

涂片查见异常细胞，考虑癌细胞，请结合临床和病理。

【临床诊断】

①肺部感染；②胃癌伴腹腔、腹膜转移？③肝内叶低密度占位：转移？

【病例分析】

病理液基细胞学提示阴性，与我们的腹水常规细胞学报告不符，可能是病理方法学或送检标本量的原因，可多次送检病理检查以提高阳性率。本例患者家属因患者高龄原因不再同意继续送检病理液基细胞学检查，但临床症状、血清肿瘤标志物异常、腹水常规细胞学检查都考虑恶性细胞，故临床将患者转入肿瘤科对症治疗。形态学检查报告需要结合病史和相关检查，及时与临床科室沟通，有利于临床诊断和治疗。

腹膜转移是肿瘤细胞转移的一种方式，常见于腹腔内消化系统和生殖系统肿瘤，其次肺癌、乳腺癌等也可转移至腹膜。临床症状常见乏力、消瘦、贫血，有时伴恶心、呕吐、腹胀、腹痛及腹泻。当肿块压迫胃肠道或因肿块致肠扭转、肠套叠时，可出现肠梗阻症状。但是不能将腹腔转移癌看作癌症晚期而放弃治疗，目前腹腔内热灌注化疗等手段可改善症状，临床疗效较好。

（提供：郑　文；审核：黄　俊）

病例6　胸腹水同时检出癌细胞

【病例资料】

患者女，80岁。因间断性中上腹腹胀、腹痛伴恶性、呕吐1个月入院。血常规：WBC $11.5×10^9$/L↑，N 89%↑，RBC $3.73×10^{12}$/L↓，Hb 106g/L↓，PLT $417×10^9$/L↑。血清生化：TP 72.66 g/L，GLB 34.18g/L，URE 12.79mmol/L↑，CRE 102.9μmol/L↑，CRP 63.4mg/L↑，Cys-C 21.34μmol/L↑。血清肿瘤标志物：ProGRP 134.4pg/ml↑，CA125＞1000U/ml↑，CA153 178.24U/ml↑，CA724 30.96 U/ml↑，CYFRA211 16.19ng/ml↑，NSE 18.92ng/ml↑。

1.影像学和病理科检查　胸腹部超声检查：腹水（大量），双侧胸腔积液，左侧附件区囊肿。腹盆腔CT检查：腹盆腔积液，腹膜增厚；食管胸段管壁增厚；双侧胸腔积液；左侧肾上腺小结节影，考虑肾上腺腺瘤。病理科腹水细胞蜡块细胞学诊断：未找到肿瘤细胞。胸水细胞蜡块细胞学诊断：结合免疫组化，找到较多腺癌细胞。

2.胸水常规细胞形态学检查　外观淡红色、微浑，李凡他试验（－），红细胞计数15 000×10⁶/L，有核细胞计数543×10⁶/L，有核细胞分类：中性粒细胞15%，淋巴细胞16%，间皮细胞3%，巨噬细胞6%，异常细胞60%。形态描述：可见大量成团排列或散在分布的异常细胞，该类细胞大小不一，胞质量多，着深灰蓝色，胞核畸形，着深紫红色，核仁明显（图2-21，图2-22），未见多倍体染色体。

3.腹水常规细胞形态学检查　外观淡黄色、微浑，李凡他试验（－），红细胞计数6000×10⁶/L，有核细胞计数344×10⁶/L，有核细胞分类：中性粒细胞5%，淋巴细胞50%，间皮细胞3%，巨噬细胞14%，异常细胞25%。形态描述：可见大量成团排列或散在分布的异常细胞（图2-23，图2-24），该类细胞大小不一，胞质丰富，着深灰蓝色，

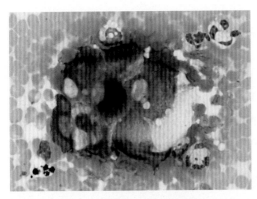

图2-21 胸水，癌细胞，瑞-吉染色，×1000

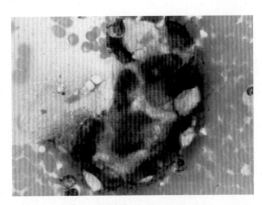

图2-22 胸水，癌细胞，瑞-吉染色，×1000

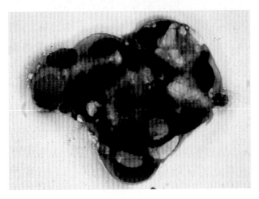

图2-23 腹水，癌细胞，瑞-吉染色，×1000

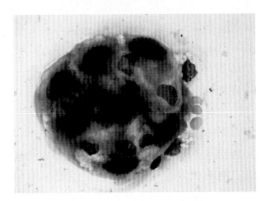

图2-24 腹水，癌细胞，瑞-吉染色，×1000

胞核畸形，着深紫红色，核仁明显，未见多倍体染色体。

【胸水细胞形态学检查提示】

涂片可见大量异常细胞，考虑癌细胞，请结合临床和病理。

【腹水细胞形态学检查提示】

涂片可见异常细胞，考虑癌细胞，请结合临床和病理。

【临床诊断】

腺癌胸膜腔及腹膜腔转移。

【病例分析】

该患者双侧胸腔积液、腹盆腔积液，多项肿瘤标志物均增高，胸、腹水细胞形态典型，考虑腺癌细胞。病理科第一次胸水细胞蜡块检出肿瘤细胞，而腹水细胞蜡块未检出肿瘤细胞，考虑与标本留取有关，后续临床二次送检标本，最终在胸水与腹水中均检出肿瘤细胞，明确了胸腔、腹腔转移癌。

浆膜腔积液转移性肿瘤细胞中腺癌占85%～90%，其细胞形态学特征主要表现为细胞成团排列，具有腺腔样结构，质界不清，胞质易见分泌泡、胞核畸形等。肿瘤晚期可出现各个不同脏器的转移，可引起相应器官的症状，该患者虽以腹胀、腹痛伴恶心、呕吐等消化系统症状就诊，在胸、腹水中均找到肿瘤细胞，及时为临床诊疗起到重要的作用，彰显了细胞形态学的临床意义和价值。

（提供：郝 宁；审核：窦心灵）

病例7 胸水检出腺腔样排列的癌细胞

【病例资料】

患者女，72岁。确诊胃癌3个月，术后1个月要求化疗入院。血常规：RBC 3.6×10^{12}/L ↓，Hb 110g/L ↓。血清生化：TP 61.0g/L，ALB 31.5g/L，GGT 295U/L ↑，ALP 312U/L ↑，TG 1.93mmol/L，HDL-C 0.42mmol/L，α-HBDH 236U/L ↑，LDH 306U/L ↑，K^+ 3.3 mmol/L ↓。胸水肿瘤标志物：CEA 178.70ng/ml ↑，CA125 609.50U/ml ↑，CA19-9 537.30U/ml ↑，CA724 47.07U/ml ↑，其余肿瘤标志物正常范围。

1.影像学和病理学检查　胸部CT检查：①胸廓对称，气管及支气管通畅；②两肺血管及气管束增粗；③两肺可见弥散性斑片状高密度影，边界模糊，以左肺为主；④两肺散在条索状、结节状影，纵隔内未见明显肿大淋巴结；⑤心影稍大；⑥主动脉区钙化斑；⑦两侧胸膜未见增厚；⑧两侧胸腔少许积液，相应肺组织膨胀不全征象。病理细胞学检查：可见散在异形细胞，核大深染，可见核仁，个别腺样结构，结合病史，考虑为腺癌细胞。

2.胸水常规细胞形态学检查　外观淡黄色、微浑，红细胞计数116×10^6/L，有核细胞计数163.5×10^6/L；有核细胞分类：巨噬细胞36%，淋巴细胞16%，中性粒细胞6%，间皮细胞42%。形态描述：可见异常细胞，部分呈腺腔状排列，这类细胞胞体体积巨大，胞核大，胞核畸形，核染色质深浅不一，胞质丰富，嗜碱性，可见大小不一，数量不等的分泌泡（图2-25～图2-28）。

【细胞形态学检查提示】

涂片可见异常细胞，考虑癌细胞，请结合临床和病理。

【临床诊断】

腺癌细胞胸腔转移。

【病例分析】

本例患者为确诊胃癌3个月，行胃癌根治术1个月，本次为继续行化疗入院，胸部CT：提示肺部感染及胸水，予放胸水，胸水常规当天即提示转移性肿瘤细胞，较病理

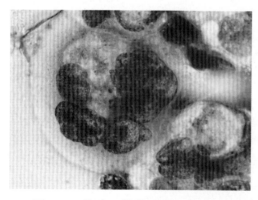

图2-25　胸水，异常细胞，瑞-吉染色，×1000

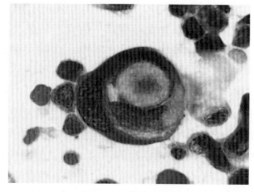

图2-26　胸水，异常细胞，瑞-吉染色，×1000

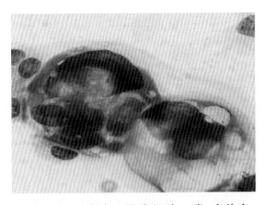

图2-27 胸水，异常细胞，瑞-吉染色，×1000

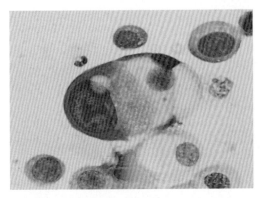

图2-28 胸水，异常细胞，瑞-吉染色，×1000

科时效性高。腺癌细胞检出率占胸腹水转移性肿瘤细胞的90%左右。高分化的典型腺癌细胞形态学特征主要表现为细胞胞体体积大或巨大，细胞可相互粘连，细胞胞质边界不清，成团或成片分布，可呈腺腔样排列。胸水提示腺癌细胞浆膜腔转移，提示临床该患者存在胃癌转移，辅助临床及时调整或更改该患者的化疗方案，为患者争取最佳的诊疗时间。

（提供：胡韦韦；审核：曹 喻）

病例8 胸水检出小核的癌细胞

【病例资料】

患者女，67岁。因"下腹痛2个月余，肿瘤指标偏高10天"入院。患者近2个月时感下腹部胀痛不适，肠镜检查未见明显异常，体检CEA和CA125偏高，患者为求进一步诊治入院。血常规、尿常规、血清生化大致正常。血清肿瘤标志物：CA125 195.00U/ml↑，余肿瘤标志物正常。

1.影像学和病理科检查 B超检查：子宫萎缩，盆腔积液，宫腔积液。双侧乳腺未见异常。胸腹部CT检查：①胃窦壁增厚，MT?②腹腔系膜增厚、粘连，转移可能；③双侧附件增大，转移可能性大；④腹盆腔积液；⑤腹腔轻度肿大淋巴结影；⑥两肺纹理增多，两肺下叶少许条索影。结肠镜检查：未见明显异常。胃镜检查：十二指肠球部溃疡。病理科检查：①肠系膜转移性腺癌（考虑消化道来源）；②腹壁示纤维结缔组织，其中见少量异形细胞。

2.腹水常规细胞形态学检查 外观红色、浑浊，红细胞计数2540×10^6/L，有核细胞计数320×10^6/L；有核细胞分类：巨噬细胞30%，淋巴细胞30%，中性粒细胞20%，异常细胞20%。形态描述：可见成团及散在异常细胞，该细胞大小不等，细胞排列成团，多数细胞可见相互粘连，胞质嗜碱性强，呈云雾状，核小而畸形、不规则，可见双核、三核、多核，核仁1～2个（图2-29～图2-32）。

【细胞形态学检查提示】

涂片可见异常细胞，考虑恶性细胞，请结合临床和病理。

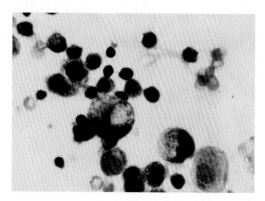

图2-29 腹水，异常细胞，瑞-吉染色，×1000

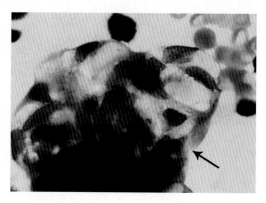

图2-30 腹水，异常细胞，瑞-吉染色，×1000

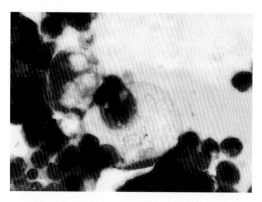

图2-31 腹水，异常细胞，瑞-吉染色，×1000

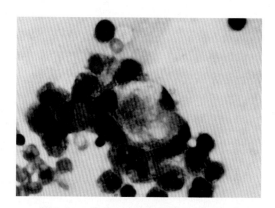

图2-32 腹水，异常细胞，瑞-吉染色，×1000

【临床诊断】

转移性肿瘤。

【病例分析】

该病例仅肿瘤标志物CA125升高入院，相关无创检查无法明确诊断肿瘤，细胞形态学提示临床后，行腹部探查术寻找肿瘤来源，探腹过程中，可见全腹膜广泛转移灰白色结节，大小不等，0.5cm左右，局部融合成片，取材送病理科后诊断为腺癌。

肿瘤诊断关键在于早发现、早诊断、早治疗，在肿瘤诊断方面，病理诊断虽是金标准，但是浆膜腔积液细胞形态学快速、准确，可以认为浆膜腔积液细胞形态学在一定意义上是鸣哨人，是探路者。

（提供：沈佳丽；审核：蔡清华 窦心灵）

病例9 老年女性腹水检出成团的癌细胞

【病例资料】

患者女，76岁。1个月前无明显诱因腹胀，进食后明显，排便正常，未系统诊治。近10天自觉腹胀明显加重，腹部膨隆，严重影响进食，伴有呼吸费力，平躺明显气短，双下肢偶有水肿，晨轻暮重，就诊于某医院，肝胆脾胰彩超提示腹水。患者为进一步诊治，以"腹水待查"收住我院。患者近1个月体重增加3kg左右。血常规：WBC 4.7×10⁹/L，N 65.5%，L 24.6%，Hb 115g/L，PLT 364×10⁹/L↑。血清生化：TP 63.7g/L，ALB 34.3g/L↓，GLU 5.17mmol/L，UA 405.0μmol/L↑，Cl⁻ 109.2mmol/L↑。血清肿瘤标志物：CA125 138.6U/ml，余AFP、CEA、CA19-9、CA724均正常范围。T-SPOT检测：阳性。腹水生化：TP 45.0g/L，GLU 4.98mmol/L，Cl⁻ 113.4mmol/L。

腹水常规细胞形态学检查　外观黄色混血、微浊，李凡他试验（＋），红细胞计数 12 000×10⁶/L，有核细胞计数1773×10⁶/L；有核细胞分类：单个核细胞94%，多个核细胞6%。Sysmex XN1000血液体液分析仪散点图有高荧光区散点增多（图2-33），提示可能有间皮细胞或肿瘤细胞。湿片可见成堆的细胞（图2-34），瑞吉染色可见成堆异常细胞（图2-35～图2-37），该类细胞大小不一，胞质丰富，有腺泡样结构，核大小不一，畸形，核染色质粗糙不均。

【细胞形态学检查提示】

涂片可见异常细胞，考虑癌细胞，建议做相关检查。

【临床诊断】

转移性肿瘤。

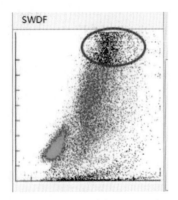

图2-33　Sysmex XN1000血液体液分析仪散点图

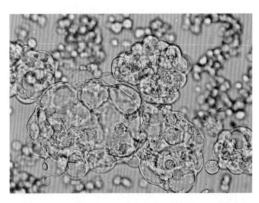

图2-34　腹水，成堆细胞，湿片，×400

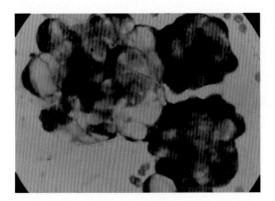

图2-35　腹水，恶性细胞，瑞-吉染色，×1000

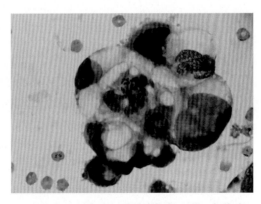

图2-36　腹水，恶性细胞，瑞-吉染色，×1000

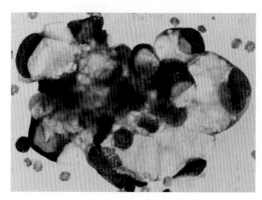

图2-37　腹水，恶性细胞，瑞-吉染色，×1000

【病例分析】

本例老年女性患者，因近期腹胀加重，腹部膨隆，严重影响进食，伴有呼吸费力，平躺明显气短等症状就诊于消化科。腹水细胞学检查发现肿瘤细胞，结合血清CA125升高，提示卵巢等生殖道来源不除外，建议给患者加做血清HE4检查、盆腔超声或增强CT，以明确是否为生殖系统肿瘤。后续血清HE4 610.0pmol/L，全腹增强CT提示：腹、盆腔大量积液；腹膜、网膜广泛增厚伴结节，不除外转移。1周后腹水病理报告：找到瘤细胞，结合免疫组化倾向女性生殖道来源，请结合临床。

该患者腹水标本在血液分析仪体液模式下WDF散点图高荧光区散点增多，推测样本存在异常细胞。在WDF通道中，白细胞计数被分为单个核细胞和多形核细胞。试剂中的表面活性剂使红细胞溶解，同时穿过白细胞膜。之后荧光染液进入白细胞内，对细胞核及细胞器染色。除血细胞外的细胞（间皮细胞和肿瘤细胞等）也被染色。通过流式的方法检测各细胞的散射光和荧光强度，可报告有核细胞数，高荧光区域的散点数等参数帮助分析。仪器散点图和细胞形态学均提示异常细胞，对疾病的诊断具有重要的提示作用。

（提供：孔　虹；审核：茹进伟）

病例10　儿童腹水检出腺癌细胞

【病例资料】

患儿男，13.8岁。因"腹胀27天，发热半天"入院。初步诊断：腹胀查因：感染性疾病？肿瘤性疾病？自身免疫性疾病？血常规：WBC 7.66×10^9/L，N 66.6%，L 23.9%，Hb 112 g/L↓，PLT 398×10^9/L↑。CRP 19.2mg/L↑，PCT 2.87 ng/ml↑。ESR 48mm/h↑。血清生化、凝血功能、传染病四项未见异常。血清肿瘤标志物：AFP 1.54ng/ml，CEA 71.4ng/ml↑，CA125 75.1U/ml↑，CA153 5.8U/ml，CA19-9＜2.0U/ml，HCG＜1.2 mU/ml，SCC 1.1ng/ml，NSE 14.36ng/ml。结核相关检查：PPD、T-SPOT：未见异常；结核感染TB-IGRA：阴性。腹水生化：TP 45.1g/L，Cl$^-$ 106.9mmol/L，LDH 224U/L。腹水一般细菌涂片、真菌涂片检查、结核菌涂片检查阴性；腹水结核菌DNA阴性。

1.影像学和病理科检查 腹部B超检查：腹腔大量积液，肝胆胰脾未见明显异常；心脏超声均未见明显异常。腹部卧立侧DR检查：腹部密度增高，腹水可能；腹膜炎可能，请结合临床并随诊复查。腹部CT平扫＋增强检查：大量腹水，右中上腹部肠管（横结肠？）炎性改变并钙化，结核？肝胆胰脾及左肾未见明显异常；门静脉血管重建未见明显异常。钡灌肠大肠造影：横结肠明显狭窄，降结肠及横结肠壁毛糙呈炎性表现，腹水，请结合临床必要时随访或进一步检查。电子胃镜：慢性浅表性胃炎（胆汁反流）。电子肠镜：横结肠炎性狭窄？胃肠道组织活检病理检查：胃窦黏膜未见明显病变，十二指肠球部黏膜呈轻度慢性炎，十二指肠降段、横结肠黏膜呈轻度慢性炎。

2.腹水常规细胞形态学检查 外观黄色、微浊，李凡他试验（－），红细胞计数$7000×10^6/L$，有核细胞计数$512×10^6/L$；有核细胞分类：中性粒细胞1%，淋巴细胞27%，嗜酸性粒细胞2%，巨噬细胞63%，间皮细胞2%，异常细胞5%。形态描述：异常细胞以成堆分布为主，大部分呈腺腔样排列，胞体较大，胞质丰富，呈云雾状，界线不清，互相融合，胞核一个或多个，大小不一，染色质较细致，部分可见核仁（图2-38～图2-41）。

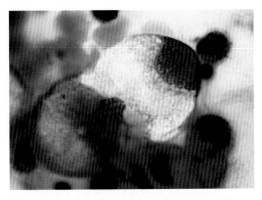

图2-38 腹水，异常细胞，瑞-吉染色，×1000

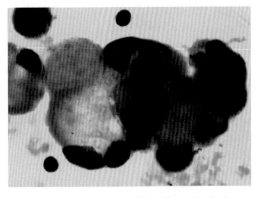

图2-39 腹水，异常细胞，瑞-吉染色，×1000

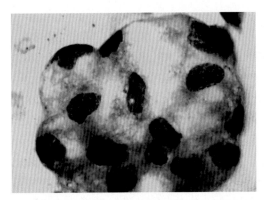

图2-40 腹水，异常细胞团，瑞-吉染色，×1000

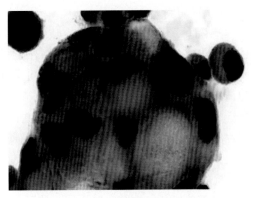

图2-41 腹水，异常细胞团，瑞-吉染色，×1000

【细胞形态学检查提示】

涂片可见异常细胞，考虑癌细胞，请结合临床和病理。

【临床诊断】

①横结肠黏液腺癌；②全腹腹膜炎。

【病例分析】

本例患儿以"大量腹水、发热"为主要表现，外院完善了各项常规检查，包括结核等感染性疾病检查，肿瘤标志物、影像学检查、电子胃肠镜检查、组织活检等肿瘤性疾病检查，均未能明确病因。住院治疗过程中，病情进行性加重，急需明确病因。腹水细胞学检查发现典型黏液型腺癌细胞，黏液型腺癌是儿童结直肠癌最常见的组织学类型，结合癌胚抗原等肿瘤标志物升高，诊断儿童结直肠癌的准确性高，有助于早期诊断和改善预后，临床价值显著。

儿童结直肠癌极为罕见，且缺乏特定表现，初期为病因不明的腹痛、腹胀等非特异性腹部症状，混淆临床医师对疾病的认识，特别是无任何危险因素的散发病例，往往导致诊断延迟和预后不良。影像学检查本是肿瘤性疾病诊断利器之一，但此例患儿在外院及本院多次检查中均未能发现占位性病变，可能由于肿瘤组织与肠腔组织相似，且向肠腔内生长，影像学特征与正常组织相似，导致影像学结果假阴性；钙化影的出现、结合体重减轻、腹水的出现，常会诱导临床误认为是肠结核，给临床诊疗带来严重干扰。电子胃肠镜检查、组织活检是明确胃肠系统疾病的金标准，但由于此例患儿肿瘤组织向肠腔内生长，导致肠腔狭窄，肠镜未能进入肿瘤组织部位导致组织活检结果假阴性。说明各辅助检查项目均有其优缺点，不能唯金标准论。

患儿到本院就诊后再次行腹腔穿刺术，完善腹水细胞学检查，可见异常细胞，符合腺癌细胞形态学特点，给临床重要的提示信息。后续的剖腹探查术及术后病理检查均印证了细胞学检查的重要价值。CT和B超对结直肠癌并非直接的诊断依据，与结核性、炎症性疾病难于鉴别，病理诊断容易受到取材的影响，需要临床综合各项检查。

（提供：罗小娟　曹　科　毛晓宁；审核：窦心灵）

病例11　胸水检出恶性肿瘤细胞伴大量胆固醇结晶

【病例资料】

患者女，83岁。因"咳嗽、咳痰伴胸闷、气促7天"入院。血常规：WBC 10.6×10^9/L↑，RBC 4.83×10^{12}/L，Hb 148g/L，PLT 233×10^9/L。hs-CRP 5.0mg/L↑。ESR 44mm/h↑。血清生化：TC 6.52mmol/L↑，LDL-C 4.53mmol/L↑，Apo-B 1.64g/L↑，LDH 184U/L。血清肿瘤标志物：CEA 29.78ng/ml↑。呼吸道病毒抗体阴性。结核抗体阴性。T-SPOT阴性。胸水生化：TP 157.8g/L↑，GLU 0.13mmol/L↓，ADA 213U/L↑，LDH 4860U/L↑。胸水肿瘤标志物：CEA＞1500ng/ml↑。胸水沉渣及痰抗酸染色：未检出抗酸杆菌。

1.影像学和病理科检查　B超检查：左侧少量胸腔积液，右侧大量胸腔积液。胸部X线检查：右侧大量胸腔积液，两肺感染。胸部CT检查：右侧大量胸腔积液伴右肺不张，局部伴钙化；右肺上叶舌段少许纤维增殖灶，主动脉壁及冠状动脉壁钙化，纵隔及肺门多发钙化淋巴结显示。病理科胸水涂片及细胞蜡块切片细胞学诊断：（右侧胸腔积液）涂片及细胞蜡块切片找到癌细胞（符合肺腺癌转移）。

2.胸水常规细胞形态学检查 外观暗褐色、浑浊，李凡他试验（＋＋），有核细胞计数1460×10⁶/L；有核细胞分类：中性粒细胞40%，淋巴细胞15%，巨噬细胞23%，间皮细胞22%。形态描述：可见成团分布的细胞，胞质呈云雾状，核畸形，核染色质分布不一，考虑转移性肿瘤细胞（图2-42，图2-43），并可见大量呈缺角的长方形或方形，无色透明的结晶，考虑为胆固醇结晶（图2-44，图2-45）。

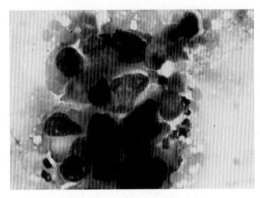

图2-42 胸水，恶性细胞，瑞-吉染色，×1000

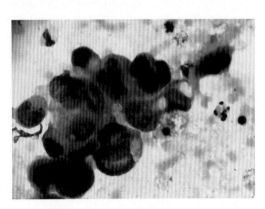

图2-43 胸水，恶性细胞，瑞-吉染色，×1000

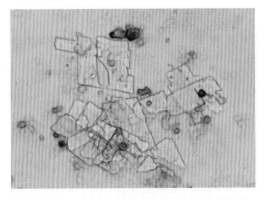

图2-44 胸水，胆固醇结晶，瑞-吉染色，×400

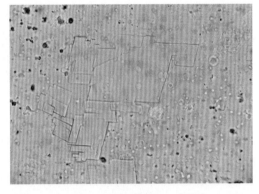

图2-45 胸水，胆固醇结晶，未染色×400

【细胞形态学检查提示】

涂片查见异常细胞，考虑恶性肿瘤细胞；易见大量胆固醇结晶，请结合临床。

【临床诊断】

肺腺癌胸膜腔转移。

【病例分析】

该患者胸水中仅找到两团恶性肿瘤细胞，需要全片浏览仔细查找，极易漏诊。所以检验人员的耐心、细心十分重要。胸水常规细胞学图文检查对患者病因查找提供了重要依据，报告提示临床科室后，通过早期靶向基因检测，给患者的治疗争取了时间。该患者第一次留胸水，病理科未找到肿瘤细胞。第二次留胸水，病理科组化结果显示肺腺癌。由于方法学的差异，每一种辅助检查都有它的局限性，CT及B超有时无法明确判断积液的性质。

胆固醇结晶常见于尿液、胆囊、动脉粥样硬化及关节炎疾病中。在胸水中检出胆固醇结晶，往往提示合并结核性感染。国内文献报道，胸水中出现胆固醇结晶一般多见于肺结核、胸膜炎和癌症等患者。该患者胸水涂片及痰液中未检出抗酸杆菌，结核抗体阴性，T-SPOT检查阴性。故考虑该患者胸水中的胆固醇结晶与胸部CT出现钙化和肿瘤有关。胸水中出现的肿瘤细胞和胆固醇结晶为临床提供诊断价值的治疗依据。

（提供：王海鲜；审核：窦心灵）

病例 12　胸水检出恶性肿瘤细胞伴大量细菌

【病例资料】

患者男，80岁。因"胸气急乏力2天，意识不清1小时"入院。患者2天前在家中出现气急，1小时前意识不清，呼吸急促，小便失禁，随即送往医院就诊。既往史：患者半个月前在我院住院，出院诊断：①肺肿物（右肺占位，肺恶性肿瘤首先考虑）；②胸腔积液（右侧）。血常规：WBC 24.7×10⁹/L↑，N 96.5%↑，RBC 4.15×10¹²/L↓，Hb 131g/L，PLT 340×10⁹/L，hs-CRP 255.9mg/L↑。凝血常规：PT 18.60s↑，FIB 7.66g/L↑，D-Dimer＞6500ng/ml↑。血清生化：TP 50.1g/L↓，ALB 25.6g/L↓，LDH 38U/L↑，CHE 2275U/L↓，RF 18.4U/ml↑，Ⅳ型胶原蛋白213.8ng/ml↑。血清肿瘤标志物：CA125 85U/L，CYFRA211 5.4ng/ml↑，NSE 53.79 ng/ml↑，FER＞1500ng/ml↑。 淋巴细胞亚群：CD4⁺T淋巴细胞计数187×10⁶/L↓，CD8⁺T淋巴细胞计数74.7×10⁶/L↓，总B细胞计数88.9×10⁶/L↓，NK细胞计数22.5×10⁶/L↓。血培养及厌氧菌培养：大肠埃希菌，未检出厌氧菌。痰培养：肺炎克雷伯菌。胸水常规培养及厌氧培养：肺炎克雷伯菌，未检出厌氧菌。

1.影像学和病理科检查　胸部X线检查：右中下肺感染灶，建议CT检查。胸部CT检查：右肺下叶大片炎性病变考虑，右侧肺门结构欠清，建议增强CT检查；右侧胸腔少量积液。上腹部CT检查：肝左叶小囊性灶，肝右叶低密度影，建议增强CT检查；胆囊内泥沙沉积考虑；肝下缘少许积液。胸部增强＋头颅CT检查：双侧侧脑室旁缺血灶；右肺门旁占位伴周围阻塞性改变，纵隔肿大淋巴结，建议进一步检查；右侧胸腔积液，心影增大，心包少量积液。病理标本未送检查。

2.胸水常规细胞形态学检查　本次胸水：外观红色、浑浊，李凡他试验（＋＋），红细胞计数20012×10⁶/L，有核细胞计数4730×10⁶/L。形态描述：涂片以中性核粒细胞为主（图2-46，图2-47），易见大量脓细胞，胞内胞外找到大量细菌，同时可见大量红细胞。

既往胸水细胞形态学分析：涂片以单核巨噬细胞为主，找到少量异常细胞（图2-48，图2-49），考虑恶性肿瘤细胞，请结合病理等结果。

【细胞形态学检查提示】

本次胸水：涂片以中性粒细胞为主，可见大量细菌，请结合微生物培养。

既往胸水：涂片查见异常细胞，考虑恶性肿瘤细胞，请结合病理等检查。

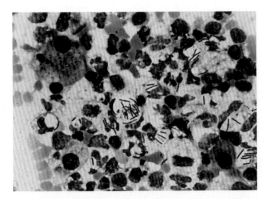

图2-46　胸水，中性粒细胞，瑞-吉染色，×1000

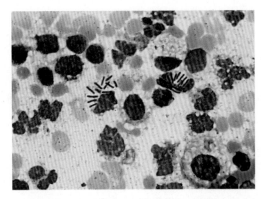

图2-47　胸水，细菌，瑞-吉染色，×1000

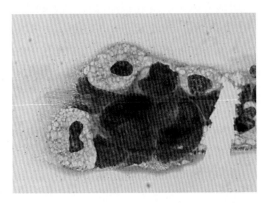

图2-48　胸水，恶性细胞，瑞-吉染色，×1000

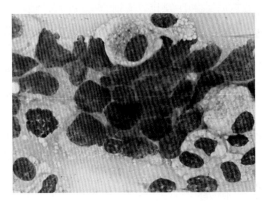

图2-49　胸水，恶性细胞，瑞-吉染色，×1000

【临床诊断】

肺恶性肿瘤合并急性化脓性感染。

【病例分析】

临床为鉴别渗出液与漏出液，明确胸水病因，治疗大量胸水引起的呼吸困难等症状，行右侧胸腔闭式引流术，并送检细胞形态学检查。胸水细胞形态学检查结果：涂片以中性核粒细胞为主，易见大量脓细胞，胞内胞外找到大量细菌，同时可见大量红细胞，考虑急性化脓性感染伴出血。同时查阅历史资料，患者半个月前于我院住院，送检过胸水细胞形态学检查，提示癌细胞。考虑到急性化脓性感染死亡率高，故及时联系临床积极治疗，但由于患者肿瘤病史、基础疾病多，患者放弃治疗，自动出院。

急性脓胸主要是由于胸膜腔的继发性感染所致。该患者推测可能细菌经血液循环到达胸腔产生脓胸，临床上多见于婴幼儿或体弱的患者。肿瘤引起机体免疫低下（淋巴细胞亚群异常），合并急性化脓感染，易形成感染性休克，导致死亡。胸水常规细胞形态学检查可提示感染的类型，对患者病因明确、对症治疗有重要意义。胸水常规检查仅仅报告有核细胞数，病理科侧重报肿瘤，均不能充分满足临床需求，我们必须重视体液细胞形态学检查，综合分析，为临床和患者提供更好的服务。

（提供：潘　巍；审核：刘超群）

病例13　胸水检出淋巴瘤细胞样的癌细胞

【病例资料】

患者女，79岁。因"间断双下肢水肿5年，心悸、气促2天"入院。初步诊断：①慢性肺源性心脏病；②腹腔淋巴结肿大。血常规：WBC $4.0×10^9$/L，RBC $3.13×10^{12}$/L↓，Hb 90.9g/L↓，PLT $110.0×10^9$/L↓。尿常规：RBC 29个/μl↑，WBC 29个/μl↑。血清生化：AST 79U/L↑，Lact 3.29mmol/L。胸水CEA 4.48μg/L。

1.影像学和病理科检查　腹部彩超检查：肝静脉内径增宽（淤血肝）、胆囊炎性改变，上腹腔多发淋巴结肿大。胸部X线检查：左肺下叶炎症，心影增大。胸部CT检查：心脏增大、双肺渗出灶（肺水肿征象），双肺胸腔积液，提示心包少量积液，主动脉及冠状动脉粥样硬化，右肺多发结节，建议复查。病理科第一次胸腔积液涂片＋液基细胞学检查：可见多量淋巴细胞、间皮细胞，少量中性粒细胞，未发现恶性肿瘤细胞。第二次胸腔积液涂片＋液基细胞学检查：可见红细胞背景下少量淋巴细胞、间皮细胞、中性粒细胞，可疑恶性肿瘤细胞。病理科第一次胸腔积液细胞蜡块：查见淋巴细胞、间皮细胞、中性粒细胞，未发现恶性肿瘤细胞。第二次胸腔积液细胞蜡块：查见可疑恶性肿瘤细胞。

2.胸水常规细胞形态学检查　外观橘黄色、浑浊，李凡他试验（＋），红细胞计数满视野，有核细胞计数$200×10^6$/L；有核细胞分类：淋巴细胞40%，中性粒细胞20%，间皮细胞10%，巨噬细胞20%，异常细胞10%。形态描述：涂片可见成堆或散在异常细胞（图2-50～图2-53），该类细胞成片分布，排列紧密，胞质量少，着淡蓝色，核质比高，核畸形，核仁可见。

【细胞形态学检查提示】

涂片查见异常细胞，考虑癌细胞，请结合临床和病理等检查。

【临床诊断】

小细胞肺癌伴胸膜腔转移。

【病例分析】

该病例诊断过程中，影像学检查只提示右肺有多发结节，上腹腔多发淋巴结肿大，

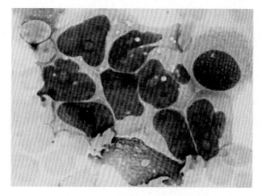

图2-50　胸水，异常细胞，瑞-吉染色×1000

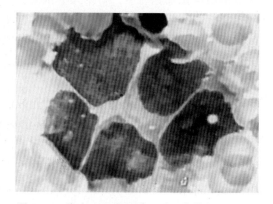

图2-51　胸水，异常细胞，瑞-吉染色×1000

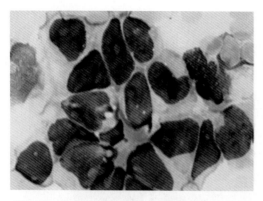
图2-52　胸水，异常细胞，瑞-吉染色×1000

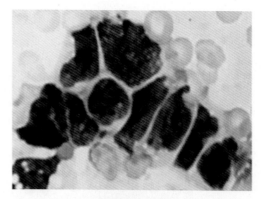
图2-53　胸水，异常细胞，瑞-吉染色×1000

未见肿瘤占位性病变。病理科第一次液基细胞学和蜡块检查均未发现恶性肿瘤细胞，第二次检查均查见可疑恶性肿瘤细胞。检验科常规细胞学检查，可见成堆异常细胞，考虑癌细胞并及时提示临床。

　　肿瘤的关键在于早发现、早诊断、早治疗，因此我们不能放过可疑肿瘤细胞的"蛛丝马迹"，尤其是以大量胸腹水为首发症状的老年患者，我们在做胸腹水相关检测时应警惕肿瘤的可能性。如果发现可疑肿瘤细胞，及时与临床医师沟通，尽快完善肿瘤相关检查，避免漏诊误诊。胸水细胞形态学快速、简便、准确，在脱落细胞学中很好地弥补了病理学的不足，充分体现其优势和价值，值得推广学习。

（提供：赵倩倩　杜园园；审核：曹　喻）

病例 14　胸水检出"镶嵌状"排列的癌细胞

【病例资料】

　　患者男，64岁。因"咳嗽、咳痰、伴心悸气促2个月"入院，外院给予抗感染、止咳、祛痰等对症治疗效果不明显，再次就诊某院门诊。外院胸部CT检查：左肺叶巨大软组织肿块，左肺下叶结节及片状实变，双肺下叶部分肺不张，双肺散在炎性病灶；右肺下叶片状影，多系炎症；双肺气肿；心包少量积液；肺门及纵隔多发淋巴结肿大。患者为求进一步诊治收住我院。血常规：WBC $7.5×10^9$/L，RBC $4.35×10^{12}$/L，Hb 127g/L，PLT $325×10^9$/L。血清肿瘤标志物：AFP 3.55ng/ml，CEA 6.31ng/ml↑，CA125 89.80U/ml↑，CA153 10.14U/ml，CA19-9 21.40U/ml，CA724 1.19U/ml，CYFRA211 20.42ng/ml↑，NSE 189.20ng/ml↑。

　　1.影像学检查　胸部CT＋增强检查：左肺下叶、上叶下舌段支气管狭窄伴胸膜软组织占位，肺门、纵隔及腹膜多发淋巴结肿大，右肺下叶斑片影，部分不张，伴支气管增厚，双肺广泛小叶间隔增厚、气肿，多发条索影，心包少量积液，胸腔少量积液。

　　2.胸水常规细胞形态学检查　外观黄色、浑浊，李凡他试验（＋＋），细胞总数 $7350×10^6$/L，有核细胞计数 $1750×10^6$/L；有核细胞分类：中性粒细胞5%，淋巴细胞60%，间皮细胞5%，巨噬细胞10%，异常细胞20%。形态描述：涂片有核细胞量增多，以淋巴细胞为主，片尾部可见较多成堆或散在的异常细胞（图2-54～图2-57），该类细胞胞体大，成团或呈镶嵌状排列，胞质量少，核质比高，核染色质粗颗粒状，核仁不明显。

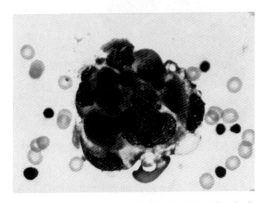

图2-54 胸水，成堆异常细胞，瑞-吉染色，×1000

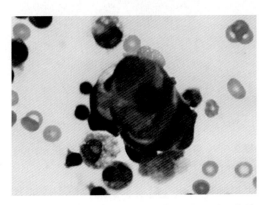

图2-55 胸水，成堆异常细胞，瑞-吉染色，×1000

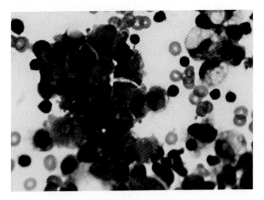

图2-56 胸水，成堆异常细胞，瑞-吉染色，×1000

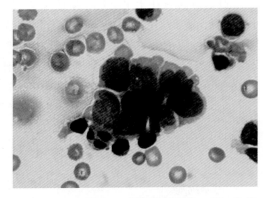

图2-57 胸水，成堆异常细胞，瑞-吉染色，×1000

【细胞形态学检查提示】

涂片可见成堆的异常细胞，考虑癌细胞，请结合临床和病理。

【临床诊断】

左肺小细胞肺癌广泛期。

【病例分析】

该患者左肺下叶穿刺组织经皮肺穿活检，查见少许小细胞癌。免疫组化结果：CK广灶性（＋），LCA（－），P63（＋，局灶），CK5/6（－），TTF-1（＋），CgA（＋），Syn（＋），CD56（＋），Ki-67（＋，90%）。检验科胸水中小细胞肺癌细胞学特点：常表现为疏松和不规则的合胞体样的细胞簇，细胞排列紧密，如站队样、脊柱骨样、城墙样等；也可表现为单个细胞呈线状排列。细胞呈卵圆形至不规则形，核质比高，有的形态上像淋巴细胞，细胞胞质少，有时呈裸核样，核染色质细颗粒状，缺乏明显的核仁。胸水常规细胞学检查具有经济、快速、准确等特点，为临床提供有力的形态学依据，对肿瘤的诊断和确定原发病变的良、恶性及是否转移有重大意义。

　　肺癌是临床常见的恶性肿瘤之一，具有高发病率、高死亡率等特点。根据生物学特征，肺癌可分为小细胞肺癌（SCLC）和非小细胞肺癌（NSCLC）。SCLC是肺癌的一个未分化癌分型，约占所有肺癌的15%，分为局限期和广泛期，大多数小细胞肺癌诊断时已为广泛期，局限期最多占1/3。该病男性多于女性，发病部位以大支气管（中央型）居多。临床特点为：肿瘤细胞倍增时间短，进展快，常伴有内分泌异常和类癌综合征；易出现侵袭性发展和远处转移。早发现、早干预能提高患者的治疗效果。

（提供：陈清霞；审核：黄　俊）

病例 15　胸水检出"站队样"排列的癌细胞

【病例资料】

　　患者男，57岁。患者2周前左胸壁胀痛，咳嗽时明显，于院外服用消炎药疼痛无缓解，为求进一步诊治来我院，胸部CT提示有占位性病变。既往史：慢性阻塞性肺疾病。初步诊断：①左下肺占位待查；②慢性阻塞性肺疾病急性发作。血常规：WBC 5.24×10^9/L，RBC 4.58×10^{12}/L，Hb 146g/L，PLT 154×10^9/L。ESR 47mm/h↑。血清生化：ALT 66.0U/L↑，AST 60.6U/L↑。血清肿瘤标志物：CEA 31.92ng/ml↑，CA125 47.98U/ml↑，CA19-9 41.29U/ml↑，NSE 45.98ng/ml↑。胸水生化：TP 44.2g/L，ADA 15.2U/L，LDH 304.1U/L。

　　1.影像学检查　胸部CT检查：右肺下叶内基底段占位，考虑恶性肿瘤性病变，双肺胸膜多发结节影，转移灶可能性大。

　　2.胸水常规细胞形态学检查　外观红色、浑浊，李凡他试验（＋＋），细胞总数 $50\,000\times10^6$/L，有核细胞计数 1500×10^6/L；有核细胞分类：淋巴细胞57%，间皮细胞2%，巨噬细胞15%，异常细胞26%。形态描述：涂片有核细胞明显增多，以淋巴细胞为主，片尾可见较多散在及成堆的异常细胞（图2-58～图2-61），该类细胞胞体较大，成团分布、排列紧密，部分呈"站队样"排列，胞质量少，核质比高；核染色质细颗粒状，核仁隐约可见。

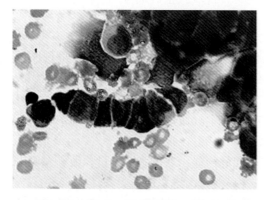

图2-58　胸水，异常细胞，瑞-吉染色，×1000

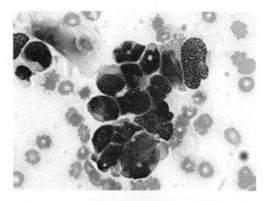

图2-59　胸水，异常细胞，瑞-吉染色，×1000

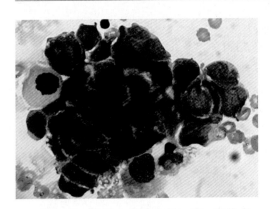

图2-60　胸水，异常细胞，瑞-吉染色，×1000

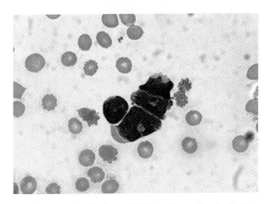

图2-61　胸水，异常细胞，瑞-吉染色，×1000

【细胞形态学检查提示】

涂片可见成堆的异常细胞，考虑癌细胞，请结合临床和病理。

【临床诊断】

左肺小细胞肺癌广泛期。

【病例分析】

该病例在胸水涂片中发现异常细胞，立即电话联系主管医师，考虑小细胞癌可能，建议病理检查。临床回复：结合影像学检查，高度怀疑恶性积液。后续纤维支气管镜刷片结果：查见少许异形细胞，考虑为小细胞癌。淋巴结穿刺组织结果：查见恶性肿瘤伴坏死，结合病史及免组结果，符合肺小细胞癌转移。

肺小细胞癌是一种由小细胞组成的恶性上皮肿瘤，其形态学特征：胞质少，有时呈裸核，核质比高，核染色质细致疏松，核仁隐约可见，细胞排列紧密，呈"站队样"排列；排列方式与鳞癌细胞相似，但其胞质、胞核与鳞癌细胞形态特征有所不同，不是所有"站队样"排列都考虑鳞癌细胞，应注意区分。报告时要综合病史资料，结合临床考虑。

（提供：胡　艳；审核：黄　俊）

病例16　胸水检出裸核样的癌细胞

【病例资料】

患者男，39岁。2天前无明显诱因出现腹痛、胸闷，腹痛位于右上腹，呈现间断性，伴有咳嗽，今来我院行B超检查示右侧胸腔积液，建议进一步治疗，以"胸腔积液原因待查"收住院。血常规：WBC $8.25×10^9$/L，N 62.9%，L 25.1%，Hb 133g/L，PLT $220×10^9$/L。血清生化：ADA 16U/L，LDH 1740U/L↑。血清肿瘤标志物：NSE 107ng/ml↑，其余肿瘤标志物均在正常范围。

1.影像学和病理科检查　腹部B超检查：胸腔超声显示右侧胸腔大量积液，左侧胸腔未探及明显积液。胸部CT检查：右肺门占位性病变，考虑恶性病变。

2.胸水常规细胞形态学检查　外观红色、浑浊，红细胞计数158 000$×10^6$/L，有核细胞计数2983$×10^6$/L；有核细胞分类：异常细胞42%，淋巴细胞35%，巨噬细胞16%，间皮细胞5%，中性粒细胞2%。形态描述：可见大量异常细胞（图2-62～图2-65），该细胞胞体较大、畸形，胞质量较少，着色灰蓝，部分呈裸核样；核染色质细致，着色偏紫红，部分细胞核仁可见。

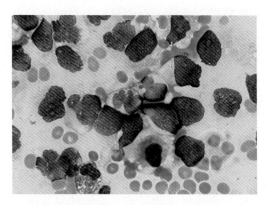

图2-62　胸水，异常细胞，瑞-吉染色，×1000

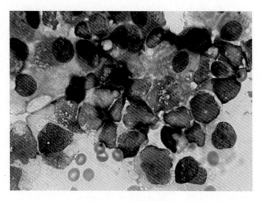

图2-63　胸水，异常细胞，瑞-吉染色，×1000

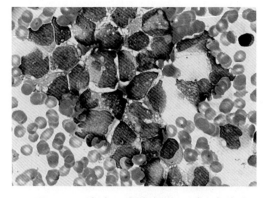

图2-64　胸水，异常细胞，瑞-吉染色，×1000

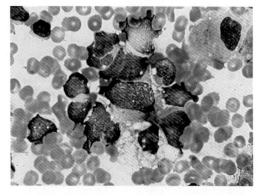

图2-65　胸水，异常细胞，瑞-吉染色，×1000

【细胞形态学检查提示】

涂片查见异常细胞，考虑癌细胞，请结合相关检查。

【临床诊断】

肺小细胞癌。

【病例分析】

肺小细胞癌是一种由小细胞组成的恶性上皮肿瘤，常起源于支气管黏膜上皮中可向神经内分泌分化的干细胞，约占肺癌的20%，因其恶性程度高，对化、放疗敏感而广受临床重视。患者右肺占位性病变，5天后病理科确诊为肺小细胞癌。

该病例在胸水中发现异常细胞，考虑转移性肿瘤细胞（小细胞癌）的可能，并及时提示临床，为临床提供快速准确的报告，对患者的诊疗及预后有极其重要的意义。

（提供：崔　燕；审核：刘超群）

病例17　胸水检出"城墙样"排列的癌细胞

【病例资料】

患者女，47岁。2个月前因受凉后出现反复咳嗽、咳痰，有少量白色黏液痰，不易咳出，无其他不适。1周前咳嗽、咳痰症状加重，伴胸闷、气促，偶感右侧背部牵拉痛。15年前患右侧乳腺癌，于我院行"右侧乳腺全切术"。血常规：WBC 9.62×10⁹/L，N 76.9%↑，L 18.1%↓，Hb 132g/L，PLT 377×10⁹/L↑。血清生化：ADA 8.6U/L，LDH 352U/L↑。胸水肿瘤标志物：CEA 22.61ng/ml↑，CYFRA211 15.54ng/ml↑，NSE 35.96ng/ml↑。

1.影像学和病理科检查　胸部CT检查：右肺感染、部分肺叶实变；右侧中-大量胸腔积液、右下肺受压性膨胀不全；建议治疗后复查。病理科检查：偶见核异质细胞。

2.胸水常规细胞形态学检查　外观淡红色、浑浊，有核细胞计数115×10⁶/L；有核细胞分类：多个核细胞89%，单个核细胞11%，并可见成团排列及成堆的异常细胞（图2-66～图2-69）。

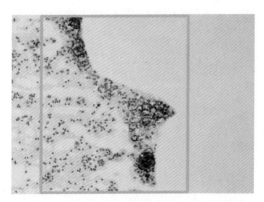

图2-66　胸水，异常细胞，瑞-吉染色，×400

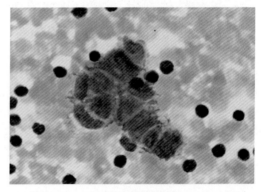

图2-67　胸水，异常细胞，瑞-吉染色，×1000

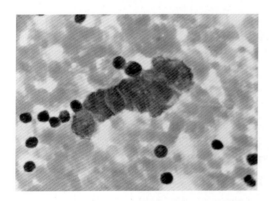

图2-68　胸水，异常细胞，瑞-吉染色×1000

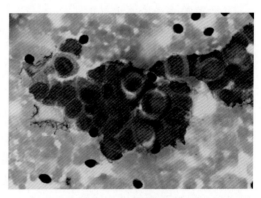

图2-69　胸水，异常细胞，瑞-吉染色，×1000

【细胞形态学检查提示】

涂片查见异常细胞，考虑癌细胞，请结合相关检查。

【临床诊断】

肺小细胞癌。

【病例分析】

肺癌一般分为小细胞肺癌（占肺癌总数的15%～20%）和非小细胞肺癌（80%～85%），其中非小细胞肺癌又分为腺癌、鳞癌、大细胞癌。该病例胸水中细胞大小不一，胞质量少，核质比高，核畸形、三角形、楔形等，有成簇、成团排列，如站队样、脊柱样、镶嵌状等。胸水NSE增高，形态学考虑小细胞癌，最后病理科提示为小细胞癌。

（提供：张　伦；审核：崔　燕）

病例18　胸水及骨髓同时检出癌细胞

【病例资料】

患者女，79岁。因"乏力半年余，伴腹痛、腹胀、气短3个月"入院，初步诊断：肺肿瘤待排。血常规：WBC 7.91×10^9/L，N 94.4%↑，L 4.4%↓，RBC 3.60×10^{12}/L，Hb 113g/L，PLT 169×10^9/L。血清肿瘤标志物：CEA 2.79ng/ml，CA125 40.83U/ml↑，ProGRP 198.52pg/ml↑，SCC 1.23μg/L，CYFRA211 2.25ng/ml，NSE 158.20ng/ml↑。胸水生化：TP 35.5g/L，ALB 21.1g/L，GLB 14.4g/L，GLU 7.72mmol/L，ADA 3.0U/L，LDH 252U/L。胸水肿瘤标志物：CEA 4.25ng/ml，CA125 98.45U/ml↑，ProGRP 225.45pg/ml↑，SCC 1.42μg/L，CYFRA211 2.59ng/ml，NSE 208.50ng/ml↑。骨髓涂片报告：可见较多分类不明细胞，考虑骨髓转移癌骨髓象，请结合相关检查。

1.影像学和病理科检查　胸腹部CT检查：左肺下叶内后基底段团块影，肺MT可能伴周围阻塞性炎症；两肺间质增厚；双侧胸膜增厚，左侧胸腔少量积液；肝脏多发低密度影，肝转移MT可能大，请随访；腹腔淋巴结转移。病理科胸水TCT诊断：多量淋巴、中性粒细胞，未见上皮内病变及肿瘤细胞，建议定期复查。

2.胸水常规细胞形态学检查　外观红色、浑浊，李凡他试验（＋），红细胞计数52 000×10^6/L，有核细胞计数160×10^6/L。形态描述：可见一类异常细胞（图2-70～图2-73），该类细胞胞体较小，胞质量多少不等，着灰蓝色，部分可见少量空泡；胞核呈类圆形或不规则形，核染色质较致密，着深紫红色；多呈镶嵌状、站队样、城墙样排列，可见挤压现象，偶见成团分布现象。

【胸水细胞形态学检查提示】

涂片查见异常细胞，考虑癌细胞，请结合病理科免疫组化等检查。

【临床诊断】

小细胞肺癌伴胸膜腔及骨髓等部位转移。

【病例分析】

小细胞肺癌（SCLC）常起源于支气管黏膜上皮中可向神经内分泌分化的干细胞，约占肺癌的20%，因其恶性程度高，对化疗、放疗敏感而广为临床重视。SCLC具有迅

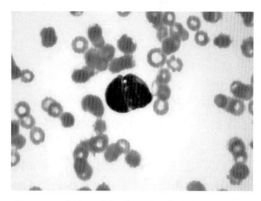

图2-70　胸水，癌细胞，瑞-吉染色，×1000

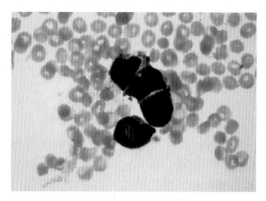

图2-71　胸水，癌细胞，瑞-吉染色，×1000

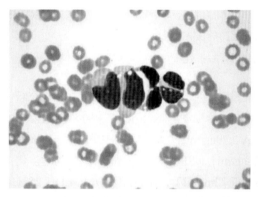

图2-72　胸水，癌细胞，瑞-吉染色，×1000

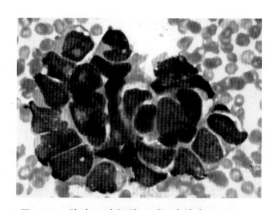

图2-73　胸水，癌细胞，瑞-吉染色，×1000

速播散的倾向，2/3的小细胞肺癌在诊断时已经是广泛期，甚至已经有恶性胸腔积液、远处转移，如脑、肝、肾上腺、骨骼及骨髓。

低分化小细胞癌细胞在形态上与淋巴瘤细胞有时很难鉴别，大多淋巴瘤细胞形态上往往密而不连，背景可出现高增殖及高分化现象。分化不良的小细胞癌细胞团上也可散在分布，形态上呈裸核样、站队状及城墙状排列。二者可通过胸水病理免疫组化标记（如Syn、CgA）及流式免疫表型分析进行鉴别。当从形态上若与淋巴瘤细胞无法分清又无旁证依据时，可只报告查见恶性细胞。另外，若患者的血清和胸水肿瘤标志物NSE和ProGRP明显增高，对SCLC的诊断亦有重要提示价值。

在胸水常规检查中，细胞学检查因其微创及易操作性，而占据重要地位，胸水常规涂片中找到恶性肿瘤细胞，对患者的临床治疗及预后评估有重要意义。

（提供：窦心灵　柴凤霞；审核：朱凤娇）

病例19　胸水检出多种排列方式的癌细胞

【病例资料】

患者男，86岁，因"咳嗽、咳痰、气短1个月余"入院。患者于1个月前无明显诱因开始出现咳嗽、咳痰，痰为少量黄痰，易咳出，并伴气短，无发热，感胸闷气促，活动后加重，稍感乏力，活动耐力明显下降，病情逐渐加重，今为进一步诊治而入院。血清肿瘤标志物：CEA 6.19ng/ml↑，CA125 128.00U/ml↑，ProGRP 131.00pg/ml↑，SCC 1.530ng/ml，CYFRA211 5.26ng/ml↑，NSE 190.00ng/ml↑。

1.影像学检查　胸部CT检查：与上次对比：①左肺上叶实变，左肺上叶支气管管壁增厚、管腔变窄，建议进一步检查；②双肺间质改变，右肺下叶合并炎症可能，治疗下复查；③纵隔淋巴结肿大。

2.胸水常规细胞形态学检查　形态描述：有核细胞明显增多，可见大量异常细胞（图2-74～图2-77），该类细胞散在或成团，部分细胞排列紧密，胞质量少或极少，呈灰蓝色，胞核大，核质比明显增高，染色质细致。

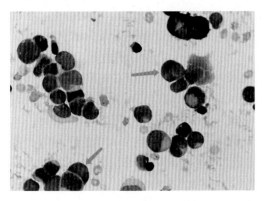

图2-74　胸水，癌细胞，瑞-吉染色，×1000

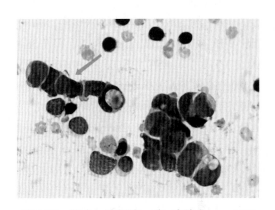

图2-75　胸水，癌细胞，瑞-吉染色，×1000

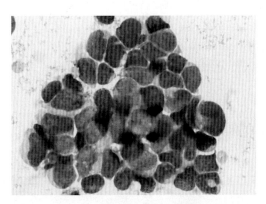

图2-76　胸水，癌细胞，瑞-吉染色，×1000

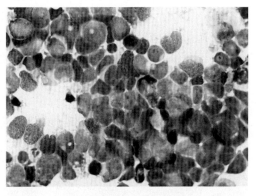

图2-77　胸水，癌细胞，瑞-吉染色，×1000

【细胞形态学检查提示】

涂片查见异常细胞，考虑癌细胞，请结合临床和病理科检查。

【病例分析】

该病例为老年患者，因咳嗽、咳痰收入院，影像学及相关检查不能明确诊断，连续两次痰细胞学检查未能查到癌细胞，随后送检的胸水细胞学检查中可见大量恶性肿瘤细胞，结合细胞形态特征，考虑小细胞癌；后病理细胞块免疫组化结果：CD56（＋），CKpan（－），CgA（－），Syn（＋），Ki-67（90%阳性），TTF-1（－），P40（－），LCA（－），

CD99（＋），P63（－），NapsinA（－），最终确诊为小细胞癌。

小细胞癌的形态学特点：细胞常呈列兵样、镶嵌样拥挤排列；胞质量少或较少，核质比高，核染色质呈粗颗粒状，核仁不清；突触素（syn）、嗜铬粒蛋白A（CgA）阳性有助诊断。在胸水常规细胞学检查中找到异常细胞并及时提示临床，对疾病的诊断有着重要的临床意义。

（提供：李洪文；审核：闫立志）

病例20　胸水检出淋巴瘤细胞样的癌细胞

【病例资料】

患者男，76岁。因"咳嗽咳痰，胸闷气促10天"入院，初步诊断：咳嗽待查。血常规：WBC 4.7×10^9/L，Hb 155g/L，PLT 38×10^9/L↓。血清生化：TP 55.4g/L，ALB 29.8g/L，ALT 35U/L↑，AST 125U/L↑，GGT 186U/L↑，LDH 5348U/L↑。血清肿瘤标志物：AFP 3.48ng/ml，CEA 3.28ng/ml，CA125 104.70U/ml↑，CA19-9 65.4 U/ml↑，CA724 1.41U/ml，NSE 370.0ng/ml↑。胸水生化：TP 35.9g/L，ADA 12.8U/L，LDH 2145U/L。胸水肿瘤标志物：AFP 3.42ng/ml，CEA 3.92ng/ml，CA125 1382.0U/ml，CA19-9 11.74 U/ml，CA724 1.46U/ml。

1.影像学和病理科检查　腹部B超检查：双侧胸腔积液，肝内多发低回声结节，考虑转移性肝癌。胸部CT检查：纵隔及膈上区多发性软组织肿块阴影，两肺多发性炎性病变，伴右侧胸腔积液，两侧支气管内多发痰栓形成，心包少量积液。病理科行右侧锁骨上肿块针吸检查：见大片幼稚淋巴细胞，考虑恶性淋巴瘤。

2.胸水常规细胞形态学检查　外观血性、浑浊，李凡他试验（＋），红细胞计数540 000×10^6/L，有核细胞计数7500×10^6/L。形态描述：涂片有核细胞较多，易见大量异常细胞（图2-78～图2-81）；该类细胞大小不一，单个或成团排列，胞质量少，着色偏蓝，部分细胞可见空泡。胞核大，着紫红色，部分细胞核畸形，核染色质粗糙，部分核仁可见。

【细胞形态学检查提示】

涂片可见异常细胞，考虑恶性细胞，请结合胸水细胞免疫分型和病理科检查。

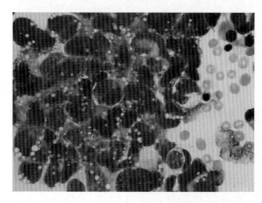 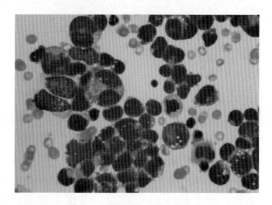

图2-78　胸水，癌细胞，瑞-吉染色，×1000　　图2-79　胸水，癌细胞，瑞-吉染色，×1000

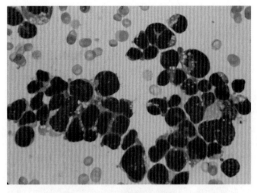

图2-80　胸水，癌细胞，瑞-吉染色，×1000

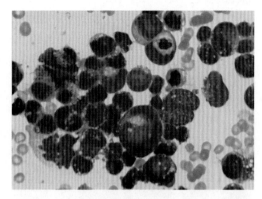

图2-81　胸水，癌细胞，瑞-吉染色，×1000

【临床诊断】

小细胞肺癌。

【病例分析】

该病例腹部B超提示肝内多发低回声结节，考虑转移性肝癌。病理科行右侧锁骨上肿块穿刺，由于穿刺标本量少，未做免疫组化，形态上考虑淋巴瘤细胞。检验科常规细胞学检查，查见异常细胞，该类细胞胞质蓝且有空泡，与淋巴瘤细胞非常相似，但是有特殊排列形式，结合血清NSE结果很高，考虑小细胞癌细胞。后续胸水标本做组化：Syn（＋）、CD56（＋）、TTF-1（＋），诊断为神经内分泌肿瘤的小细胞肺癌。

小细胞癌是一种小细胞组成的恶性上皮细胞肿瘤。在油镜下，该类细胞体积较小，常聚集成团，呈脊椎骨样、镶嵌样、站队样等排列，胞质量较少，着色深蓝，核呈楔形、三角形、不规则形等，核染色质粗糙。淋巴瘤细胞形态学特征：散在分布，胞质较丰富且有珍珠样空泡，着深蓝色；染色质疏松，部分核仁明显。该病例中的异常细胞在形态上与淋巴瘤细胞难以区分，需要结合临床病史、实验室相关检查及病理活检等综合分析。

（提供：周　麟；审核：刘超群）

病例21　胸水检出间皮细胞样的癌细胞

【病例资料】

患者男，66岁。患者于4天前受凉后出现胸闷、气急，夜间无法平卧，伴夜间阵发性呼吸困难，伴咳嗽、咳痰、咳黄色脓痰，痰液易咳出，伴盗汗不适、心悸、颜面部水肿。为进一步诊治，收住院。既往史：4年前诊断为食管癌，并手术治疗；1年前检查有浅表淋巴结增大，考虑食管癌伴淋巴结转移。血常规：WBC 13.81×10^9/L↑，RBC 5.17×10^{12}/L，Hb 128g/L，PLT 524×10^9/L↑。血清生化：TP 60g/L，ALB 28.6g/L↓，ALT 7.5U/L，AST 10.9U/L。血清肿瘤标志物：CEA 3.23ng/ml，CA125 141.7U/ml↑，CA19-9 63.6U/ml↑，SCC 3.40ng/ml↑。

1.影像学检查　胸部CT检查：食管裂孔疝；双肺多叶段斑片状实变灶，片状磨玻璃密度增高影和条索。彩超检查：双侧胸腔积液。

2.胸水常规细胞形态学检查 外观红色、浑浊，李凡他试验（＋＋），细胞总数 35500×10^6/L，有核细胞计数 5500×10^6/L；有核细胞分类：中性粒细胞45%，淋巴细胞 5%，间皮细胞10%，巨噬细胞3%，异常细胞37%。异常细胞（图2-82～图2-85）形态 描述：该类细胞胞体大小不一；胞质量较多，部分呈淡紫红色、部分胞质清淡透明有细 小空泡；胞核圆形居中着紫红色；核染色质疏松细致，部分核仁大而明显。

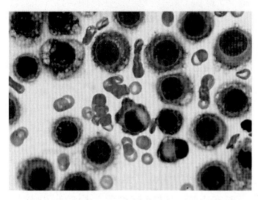

图2-82 胸水，异常细胞，瑞-吉染色，×1000

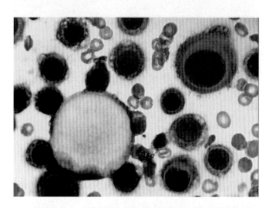

图2-83 胸水，异常细胞，瑞-吉染色，×1000

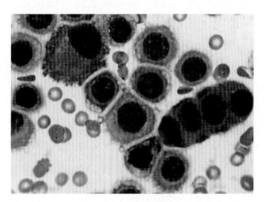

图2-84 胸水，异常细胞，瑞-吉染色，×1000

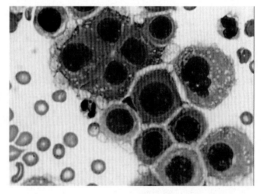

图2-85 胸水，异常细胞，瑞-吉染色，×1000

【细胞形态学检查提示】

涂片可见大量异常细胞，考虑癌细胞，请结合临床和病理科检查。

【临床诊断】

食管鳞状细胞癌。

【病例分析】

患者胸水中见大量异常细胞，考虑转移性肿瘤细胞，积极和临床医师沟通。临床回 复根据临床和病史，考虑食管癌伴淋巴结转移，已送检病理，正等待结果。后续病理科 检查：可见异形细胞，考虑鳞状细胞癌。

鳞状细胞癌细胞可以来自食管、肺、肛管、鼻咽部、喉部、支气管、宫颈、外阴等部位，占胸、腹水中转移性肿瘤的5%～10%。食管癌是较常见的一种恶性肿瘤，多发生于40岁以上，病理类型多为鳞癌，少数为腺癌。其主要临床症状有吞咽困难、疼痛、反流、声音嘶哑、消瘦，可导致感染、体液失衡等并发症，转移浆膜腔相对少见。食管癌目前主要通过手术、化学药物、放射治疗等多种方式综合治疗，预后一般。

该患者胸水中查见异常细胞，考虑鳞癌细胞并提示临床，第一时间为临床提供有力的诊断依据。

（提供：李晓红　周微琳；审核：黄　俊）

病例 22　心包积液检出癌细胞

【病例资料】

患者男，63岁。因"反复腹泻伴乏力3天，气促加重1天"入院。患者于3天前无明显诱因出现反复腹泻，伴肢体乏力，口干、食欲减退，进食进饮明显减少。患者1天前出现气促，活动后加重，静息状态下也有明显症状，遂转入我院治疗。血常规：WBC 25.81×10^9/L↑，RBC 3.36×10^{12}/L↓，Hb 85g/L↓，PLT 82×10^9/L↓。CRP：69.98mg/L↑。血清肿瘤标志物：AFP 1.90ng/ml，CEA 3.49ng/ml，CA125 206.50U/ml↑，CA153 53.14U/ml↑，FER 1132.00ng/ml↑。

1. 影像学检查　胸部CT检查：左肺下叶软组织肿块，双肺多发磨玻璃微小结节，右肺中野斑片状影，心包积液，胸腔积液。

2. 心包积液常规细胞形态学检查　外观淡红色、浑浊，李凡他试验（＋＋），细胞总数2965×10^6/L，有核细胞计数1639×10^6/L；有核细胞分类：中性粒细胞52%，淋巴细胞18%，巨噬细胞6%，间皮细胞5%，异常细胞19%。形态描述：涂片有核细胞明显增多，可见散在及成堆的异常细胞（图2-86～图2-89），该类细胞胞体大小不一；胞质量较多，部分呈淡紫红色、部分清淡透明有细小空泡；胞核大而畸形，着深紫红色，部分多核；核染色质疏松细致，部分核仁大而明显。

【细胞形态学检查提示】

涂片查见异常细胞，考虑癌细胞，请结合临床和病理。

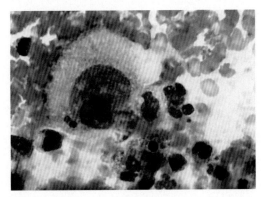

图2-86　心包积液，异常细胞，瑞-吉染色，×1000

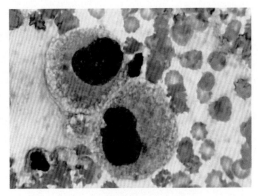

图2-87　心包积液，异常细胞，瑞-吉染色，×1000

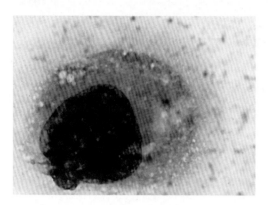 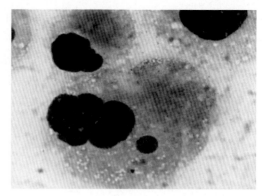

图2-88　心包积液，异常细胞，瑞-吉染色，×1000　　　　图2-89　心包积液，异常细胞，瑞-吉染色，×1000

【临床诊断】

肺鳞癌。

【病例分析】

后续病理检查结果诊断为鳞癌。体液常规细胞形态学检查的首要任务就是找到恶性肿瘤细胞。临床上浸润心包积液的鳞癌细胞形态常呈不典型性，但该例心包积液中的异常细胞胞体较大，胞质丰富清淡，嗜碱性，核染色质粗糙，核深染呈畸形，符合鳞癌细胞的特点，故提示临床，为临床医师诊断疾病提供了重要依据。

（提供：尹凤辉；审核：黄　俊）

病例23　腹水检出体积巨大的癌细胞

【病例资料】

患者女，70岁。1周前无明显诱因出现腹胀，在当地卫生院检查腹部CT提示"肝硬化，腹水"。初步诊断：乙型肝炎后肝硬化失代偿期、腹水。既往史：有乙肝病史，血常规正常。生化检查：LDH 258U/L↑。血清肿瘤标志物检查：CEA＞1034ng/ml↑，CA125 3312.2U/ml↑，CA19-9＞1996U/ml↑，CYFRA211 6.56ng/ml↑，余肿瘤标志物正常范围。乙肝病毒DNA：$2.4×10^9$U/ml↑。

1.影像学和病理科检查　腹部B超检查：肝硬化，胆囊壁多发结石可能，腹水。子宫附件B超检查：子宫萎缩，宫腔少量积液。上腹部＋中下腹部＋盆腔CT平扫＋增强CT检查：远端回肠壁毛糙增厚，血管增粗，胃窦大弯侧及腹膜多发强化结节，建议进一步检查；右侧心膈角多发淋巴结显示；肝硬化，胆总管轻度扩张；右肝囊性灶；大量腹水；胆囊底部结节灶，考虑息肉可能性大；右肾轻度萎缩，左肾多发囊肿。PET-CT检查：腹盆腔大量积液，腹膜呈污垢样改变伴多发不均匀增厚，糖代谢增高，符合恶性肿瘤（腹膜起源可能性大）。病理科检查：（腹水）涂片及细胞蜡块切片找到癌细胞。

2.腹水常规细胞形态学检查　外观黄色、浑浊，李凡他试验（＋），有核细胞计数$782×10^6$/L。有核细胞分类：淋巴细胞85%，中性粒细胞10%，巨噬细胞5%。形态描述：涂片可见异常细胞（图2-90～图2-93），该类细胞大小不一，胞质量丰富且部分伴有蜂窝状空泡，着色偏蓝，部分核巨大，核畸形，核染色质深浅不一。

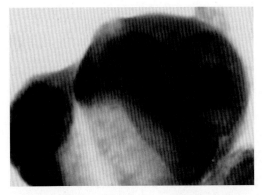

图2-90　腹水，癌细胞，瑞-吉染色，×1000

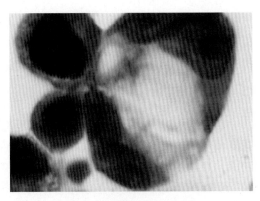

图2-91　腹水，癌细胞，瑞-吉染色，×1000

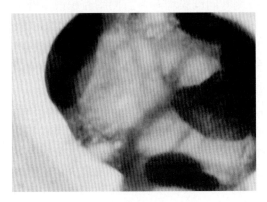

图2-92　腹水，癌细胞，瑞-吉染色，×1000

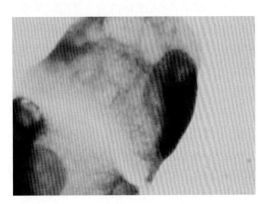

图2-93　腹水，癌细胞，瑞-吉染色，×1000

【细胞形态学检查提示】

涂片查见异常细胞，考虑癌细胞，请结合临床和相关检查。

【临床诊断】

原发性腹膜癌。

【病例分析】

该病例诊断过程中，增强CT和腹部B超均提示肝硬化，腹水。临床初步诊断为肝硬化腹水，因腹水常规细胞学检查提示找到肿瘤细胞，从而引起临床医师的高度重视。为了进一步明确原发部位，患者后来去上级医院做了PET-CT检查，证实了肿瘤细胞腹膜的来源。

原发性腹膜癌是指原发于盆腔和腹腔上皮的恶性肿瘤，为多灶性发生，可导致腹膜盆腔弥漫性病变，而卵巢本身无明显病灶或仅浅表受累。原发性腹膜癌临床表现无特异性，中老年女性患者常伴有腹水、腹部包块、血清CA125升高现象，影像学检查提示腹膜广泛结节而又未找及原发病灶时，应考虑本病的可能。

体液常规细胞形态检查能给临床提供一张及时、直观、可靠的诊断报告，越来越受临床医师的青睐。在基层医院因缺乏快速、有效的诊断方法，体液常规细胞学图文报告应用提示而显得尤其重要，对于某些疾病的早发现、早提示、早诊断等起到了一定的作用，可避免一些医疗纠纷。

（提供：柯琴剑　包丹妮；审核：朱凤娇）

病例24　胸水检出间皮瘤细胞

【病例资料】

患者女，30岁。1天前单位体检胸部X线片发现"右侧胸腔积液"，为完善诊断遂至我院就诊，拟"胸腔积液"收住院。入院查血、尿、粪三大常规，红细胞沉降率，凝血功能，血清生化检查，结核抗体，痰找抗酸杆菌均大致正常。血清肿瘤标志物：CA125 127.9U/ml↑，NSE 17.35U/ml↑，余肿瘤标志物均正常范围。胸水肿瘤标志物：CA125 2848U/ml↑，余结果均正常。

1.影像学和病理科检查　胸部CT检查：右侧叶间胸膜增厚，右侧胸腔积液。PET-CT检查：①右膈上及邻近纵隔旁胸膜增厚伴FDG代谢增高，需鉴别感染性（结核）及肿瘤性。②全身骨髓FDG代谢弥散性增高，考虑继发性改变可能。病理科胸水检查：涂片见少量淋巴样及单核样细胞，未见明显异形细胞。骨髓活检：小淋巴细胞多灶间质性增生，结合免疫组化，小B细胞淋巴瘤不能完全除外。

2.胸水常规细胞形态学检查　外观黄色、浑浊，有核细胞计数320×10⁶/L；有核细胞分类：巨噬细胞20%，间皮细胞30%，淋巴细胞30%，中性粒细胞2%，异常细胞10%。形态描述：查见异常细胞（图2-94～图2-97），该类细胞成团排列或呈类腺腔样排列现象多见，排列的中心可见粉红或红色的圆孔形成。细胞体积中等或较大，胞质较丰富，着深蓝色，染色质稍粗，可见核仁。

【细胞形态学检查提示】

涂片查见异常细胞，恶性肿瘤细胞待排除，请结合相关检查。

【临床诊断】

高分化乳头状间皮瘤。

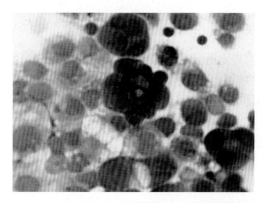

图2-94　胸水，异常细胞，瑞-吉染色，×1000

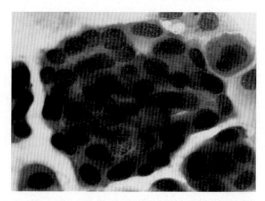

图2-95　胸水，异常细胞，瑞-吉染色，×1000

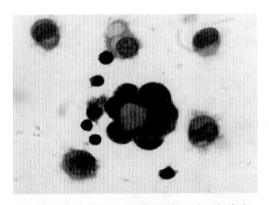

图2-96　胸水，异常细胞，瑞-吉染色，×1000

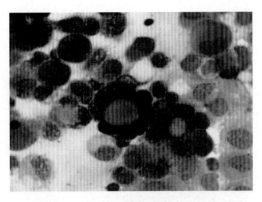

图2-97　胸水，异常细胞，瑞-吉染色，×1000

【病例分析】

该病例患者在体检时通过胸部X线检查出胸腔积液，无其他不适，入院后临床首先考虑肺结核伴胸膜炎。当时影像学和病理科脱落细胞未能提供有倾向性的意见，检验科通过胸水涂片细胞学，结合其他相关检查基本否定了结核的可能；同时又提供了CA125异常增高这个线索，建议临床胸膜活检来帮助诊断。虽然后续检查一波三折，从PET-CT提示骨髓FDG代谢异常到骨髓检查排查小B细胞淋巴瘤，最后流式又否定了骨髓血液病的可能，最终还是回到胸膜活检来确诊。

高分化乳头状间皮瘤是一类极少见类型的交界性肿瘤，原发于间皮细胞层，具有向浅表扩散的倾向，常呈惰性。病变为孤立或多灶性，好发于30～40岁的育龄女性，主要发生在胸膜或腹膜，本病在20世纪60年代就公认与石棉接触有关，因缺乏典型症状，误诊率较高。高分化乳头状间皮瘤临床过程缓慢，预后良好，因此与其他间皮瘤和转移性肿瘤鉴别很重要。

（提供：张峰伟；审核：蔡清华）

病例25　疑似结核性胸水检出淋巴瘤细胞

【病例资料】

患者女，62岁。因20天前无明显诱因发现颈前正中多个肿物，质地较韧，活动度差，边界尚清，1天前患者无明显诱因出现颈部肿胀，伴咳嗽、咳黄色脓痰，气短，呼吸不畅，来我院门诊以"颈部肿物"收住院。血清生化：TP 46.5g/L↓，ALB 28.3g/L↓，URE 11.1mmol/L↑，UA 782μmol/L↑，LDH 1776U/L↑。胸水生化：LDH＞4000U/L↑。结核特异性细胞免疫检查弱阳性。

1.影像学和病理科检查　胸部X线检查：双肺上叶尖部硬结节灶。胸部CT检查：颈部软组织肿胀；纵隔多发增大并钙化淋巴。颈部软组织CT检查：左颌下淋巴结肿大，颈部多发淋巴结钙化，淋巴结结核不排除；下颈部颈前软组织肿胀，考虑炎症改变。颈部软组织MRI检查：左颈部软组织弥漫性肿胀并周围多发淋巴结肿大，考虑炎性病变，左侧附件区钙化淋巴结。病理科胸水细胞蜡块检查：未找到恶性肿瘤细胞。淋巴结穿刺活检：慢性肉芽肿性炎，高度考虑结核。舌骨下肿物、右侧颈前区、左侧颈前区、胸骨上窝活检：造血与淋巴组织肿瘤，B细胞源性，结合免疫组化高度考虑弥漫大B细胞淋巴瘤。

2.胸水常规细胞形态学检查　外观黄色、微浑，李凡他试验（＋），红细胞计数5160×10^6/L，有核细胞计数$25\,516 \times 10^6$/L，有核细胞分类：淋巴细胞1%，异常细胞99%。形态描述：镜下可见大量异常细胞（图2-98 ～图2-101），该类细胞胞体偏大，核类圆形或畸形，染色质深紫红色，疏松，有核仁，胞质有珍珠样细小空泡，着色偏蓝。

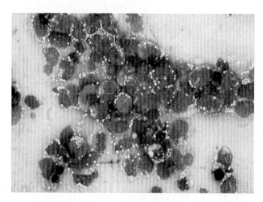

图2-98　胸水，淋巴瘤细胞，瑞-吉染色，×1000

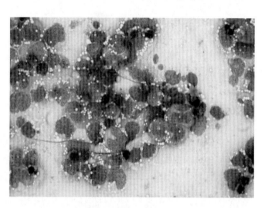

图2-99　胸水，淋巴瘤细胞，瑞-吉染色，×1000

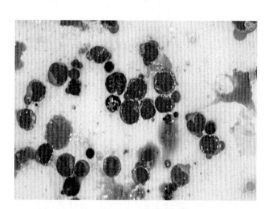

图2-100　胸水，淋巴瘤细胞，瑞-吉染色，×1000

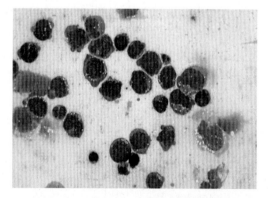

图2-101　胸水，淋巴瘤细胞，瑞-吉染色，×1000

【细胞形态学检查提示】

涂片查见大量异常细胞，考虑淋巴瘤细胞，请结合胸水细胞免疫分型等检查。

【临床诊断】

弥漫大B细胞淋巴瘤。

【病例分析】

弥漫大B细胞淋巴瘤是非霍奇金淋巴瘤中常见类型，细胞体积常中等大小，胞质丰富，着灰蓝色，易见空泡，核偏大，畸形，染色质疏松，着深紫红色，核仁明显，数目1 ～ 3个。辅助检查影像CT、ECT阳性率较高，确诊需要病理活检及免疫组化、流式细胞学检查。该病例结核特异性细胞免疫检测弱阳性，CT提示纵隔多发淋巴结肿大并钙化，推测患者曾经感染过结核。

患者此次入院根据其临床表现、明显增高的LDH、免疫功能低下及形态典型的胸水中的异常细胞，高度考虑淋巴瘤胸膜侵犯，组织活检第一次报告慢性肉芽肿性炎症，考虑受到取材影响。胸水细胞学检测典型恶性肿瘤细胞具有快速、微创、特异性强的特点，遇到检验结果与临床诊断不符时，检验人员应多与临床沟通，建议多次多范围取样以便明确诊断。

（提供：郝　宁；审核：蔡清华　窦心灵）

病例26　胸水检出空泡型淋巴瘤细胞

【病例资料】

患者男，47岁。因"左侧腰腹部胀痛1周"住院。患者1周前患者无明显诱因出现左侧腰腹部胀痛，疼痛呈持续性隐痛，活动后加重，休息后减轻，无其他不适。1周前自觉左侧腰腹痛有进行性加重趋势，曾到外院就诊，腹部CT检查：左肾周大量血肿（5cm×6cm），腹主动脉旁血肿。为求进一步诊治来我院就诊。初步诊断：①左肾周血肿；②左肾错构瘤伴出血；③胸腔积液；④泌尿系统感染。查体：右下颌淋巴结稍肿大，质硬，与周围组织分界不清，其余全身淋巴结无肿大。血常规：WBC 5.03×10^9/L，RBC 5.07×10^{12}/L，Hb 156g/L，PLT 191×10^9/L。血清肿瘤标志物：AFP 5.09ng/ml，CEA 1.46ng/ml，CA125 111.6U/ml↑，FER 464.00ng/ml↑。

1.影像学检查　腹部CT检查：左肾周大量血肿（5cm×6cm），腹主动脉旁血肿（外院）。

2.胸水常规细胞形态学检查　外观黄色、浑浊，李凡他试验（＋＋），细胞总数 $40\,020\times10^6$/L，有核细胞计数 $20\,020\times10^6$/L；有核细胞分类：中性粒细胞6%，淋巴细胞4%，巨噬细胞6%，间皮细胞5%，异常细胞79%。形态描述：涂片有核细胞明显增多，可见大量异常细胞（图2-102～图2-105），该类细胞胞体大小不一，呈圆形或卵圆形；胞质丰富，着深蓝色，胞内可见珍珠样空泡；胞核大，核染色质疏松，着深紫红色；部分核仁明显。可见大量红细胞。

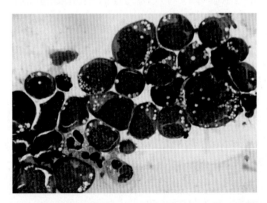

图2-102　胸水，淋巴瘤细胞，瑞-吉染色，×1000

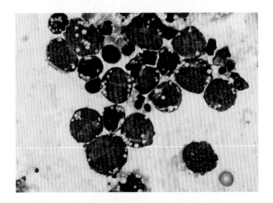

图2-103　胸水，淋巴瘤细胞，瑞-吉染色，×1000

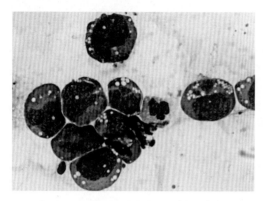

图2-104　胸水，淋巴瘤细胞，瑞-吉染色，×1000

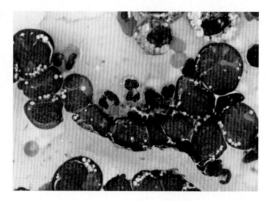

图2-105　胸水，淋巴瘤细胞，瑞-吉染色，×1000

【细胞形态学检查提示】

涂片查见异常细胞，考虑淋巴瘤细胞，请结合相关检查。

【临床诊断】

①弥漫大B细胞淋巴瘤；②左肾血肿伴感染；③肺炎。

【病例分析】

淋巴瘤是一组起源于淋巴结或其他淋巴组织的恶性肿瘤，淋巴瘤一般分为霍奇金和非霍奇金淋巴瘤两大类。侵犯浆膜腔的大多都是非霍奇金淋巴瘤，且以B细胞型为主。该患者胸水中的异常细胞形态特征典型，考虑为淋巴瘤细胞，立即与临床医师联系，建议影像学和病理科检查。后续增强CT检查：扫及颈根部、纵隔、主动脉旁及腹膜后多发肿大淋巴结及软组织团片影，考虑淋巴瘤并侵及左侧胸膜。病理免疫组化报告："腹主动脉旁占位穿刺组织、左肾旁占位穿刺组织"组织少许，查见淋巴组织增生，以B细胞为主，结合形态学及有限的免疫组化，支持B细胞来源的淋巴瘤，倾向弥漫大B细胞淋巴瘤（非生发中心细胞型）。免疫组化结果：CK广灶性（－），LCA（＋），CgA（－），Syn（－），CD56（－），Ki-67（＋，90%），CD3（－），CD20（＋），CD38（＋），CD138（－），D2-40（－），S-100（－），CD10（－），BCL-6（＋），MUM-1（－），CyclinD1（－），BCL-2（－）。在胸水常规细胞学检查中找到异常细胞并及时提示临床，对疾病的诊疗有重要的临床意义。

（提供：郑　文；审核：黄　俊）

病例27　胸水检出体积大小不一的淋巴瘤细胞

【病例资料】

患者男，81岁。因"胸闷咳嗽、气促10天伴发热3天"入院。血常规：WBC 5.70×10⁹/L，RBC 3.96×10¹²/L，Hb 97g/L，PLT 173×10⁹/L。CRP：40.0mg/L↑。血清肿瘤标志物：AFP 1.42ng/ml，CEA 0.85ng/ml，FER 464.00ng/ml↑。

1.影像学检查　胸部CT检查：双侧胸腔积液。

2.胸水常规细胞形态学检查　外观红色、浑浊，李凡他试验（＋＋），细胞总数396 700×10⁶/L，有核细胞计数9720×10⁶/L；有核细胞分类：中性粒细胞1%，淋巴细胞1%，异常细胞98%。形态描述：涂片有核细胞明显增多，可见大量异常细胞（图2-106～图2-109），该类细胞胞体大小不一，呈圆形或卵圆形；胞质丰富，着深蓝色，可见珍珠样空泡，易见拖尾和瘤状突起；胞核大，核染色质疏松，着深紫红色；可见核仁。可见大量红细胞。

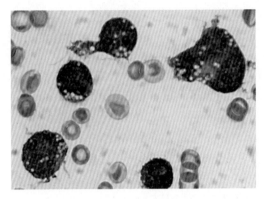

图2-106　胸水，淋巴瘤细胞，瑞-吉染色，×1000

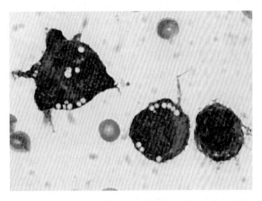

图2-107　胸水，淋巴瘤细胞，瑞-吉染色，×1000

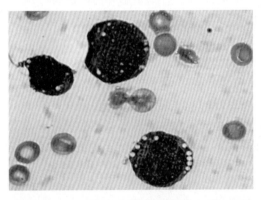

图2-108　胸水，淋巴瘤细胞，瑞-吉染色，×1000

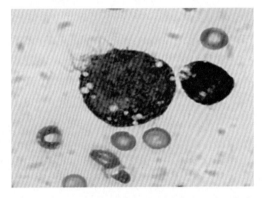

图2-109　胸水，淋巴瘤细胞，瑞-吉染色，×1000

【细胞形态学检查提示】
涂片查见异常细胞，考虑淋巴瘤细胞，请结合相关检查。

【临床诊断】
弥漫性大B细胞淋巴瘤胸膜浸润。

【病例分析】
该患者胸水中查见大量异常细胞，形态学特征为单个散在分布，胞质丰富，着深蓝色，有珍珠样空泡，核染色质疏松，核仁明显，形态学考虑为淋巴瘤细胞。病理科两次报告为阴性，后面做病理活检为弥漫性大B细胞淋巴瘤（活化B细胞型）。免疫组化结果：CD20（++），CD3（-），ALK（-），BCL-6（-），CD10（-），CD30（Ki-1）（+），

CD5（-），Ki-67（index 90%），MUM-1（+），PAX-5（+），AE1/AE3（-）。

病理科两次胸水报告为阴性，可能是方法学的差异。该病例的胸水常规细胞形态学早于病理科的细胞学诊断报告，在第一时间给临床提供形态学依据，做到了早识别、早诊断，为临床提供有力的诊断依据。

（提供：周微琳；审核：黄　俊）

病例28　腹水检出癌细胞样的淋巴瘤细胞

【病例资料】

患者女，57岁。11年前因"发现白细胞升高6年，腰部疼痛4天"住院，因拒绝行骨髓穿刺术未进一步治疗。1年前无明显诱因下出现腰部剧痛，根据骨髓涂片、流式免疫分型、FISH及染色体核型检查，诊断为"非霍奇金淋巴瘤（滤泡性淋巴瘤，Ⅳa期）"，行全身PET-CT及腹膜后淋巴结穿刺术后，诊断为"慢性淋巴细胞白血病，转化弥漫大B细胞淋巴瘤"，并先后4次化疗。本次入院血常规：WBC $2.20×10^9$/L↓，N 89.1%↑，RBC $2.85×10^{12}$/L↓，Hb 91g/L↓，PLT $10×10^9$/L↓。CRP 31.84mg/L↑。血清生化：TP 47.8g/L↓，GLB 12.6g/L↓，AST 51.7U/L↑，GGT 59U/L↑，GLU 6.37mmol/L↑，LDH 1306U/L↑，PA 85.6mg/L↓。腹水生化：TP 30.4g/L，GLU 6.78mmol/L，LDH 1128.8U/L。

1.影像学和病理科检查　腹部CT检查：两侧盆部腹膜后团块影并向两侧腹股沟延伸；胃底、腹膜后多发软组织团块影伴周围组织受累，结合病史考虑淋巴瘤。病理科腹水涂片检查：见淋巴细胞，未见恶性肿瘤细胞。

2.腹水常规细胞形态学检查　外观淡黄色、微浑，李凡他试验（+），红细胞计数$4000×10^6$/L，有核细胞计数$294×10^6$/L；有核细胞分类：单个核细胞96%，多个核细胞4%。形态描述：可见异常细胞（图2-110，图2-111），此类细胞体略偏大，大小不等，呈类圆形或不规则形；胞质丰富，着灰蓝色；胞核偏大呈类圆形、扭曲折叠形或不规则形，核染色质相对疏松，核仁隐约至明显可见。异常细胞特殊化学染色：POX染色（阴性）（图2-112），PAS染色（约33%的细胞呈弥散至粗颗粒状阳性）（图2-113）。

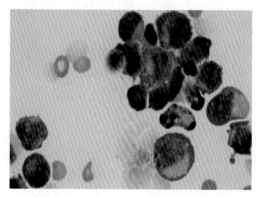

图2-110　腹水，淋巴瘤细胞，瑞-吉染色，×1000

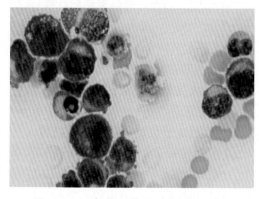

图2-111　腹水，淋巴瘤细胞，瑞-吉染色，×1000

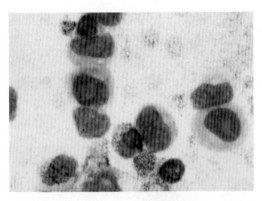

图2-112　腹水，过氧化物酶染色（POX），×1000

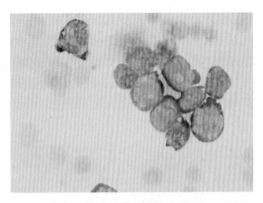

图2-113　腹水，糖原染色（PAS），×1000

【细胞形态学检查提示】

涂片查见异常细胞，考虑淋巴瘤细胞，建议腹水流式细胞免疫分型等检查。

【临床诊断】

非霍奇金淋巴瘤。

【病例分析】

本病例的腹水常规细胞学检查中查到异常淋巴细胞，考虑淋巴瘤细胞，而病理科腹水涂片示镜下见淋巴细胞，未查见恶性肿瘤细胞。虽然前面两类检查报告中均提及淋巴细胞，但是其性质完全不同。随后用腹水流式免疫分型检测到41.83%的异常单克隆B淋巴细胞，考虑为B细胞性非霍奇金淋巴瘤；FISH检查可见BCL2-IGH融合信号，最后诊断为非霍奇金淋巴瘤。胸腹水中查见异常细胞，建议临床完善胸腹水相关的各项检查进行综合分析，从而做到提示临床精准诊治。

（提供：付兆强；审核：蔡清华）

病例29　心包积液检出淋巴瘤细胞

【病例资料】

患者男，84岁。患者半个月前无明显诱因出现胸闷，伴咳嗽咳痰，痰少黏稠，不易咳出，自觉畏寒，近1周来症状加重，服用阿斯美及顺尔宁无好转遂来院就诊，予对症支持治疗后病情无好转。今患者突感胸闷气促加重，伴端坐呼吸，为进一步诊治，拟诊"心力衰竭"收住院。血常规正常，血清生化：ALB 37.8g/L↓，ALT 823U/L↑，AST 965U/L↑，LDH 1626U/L↑，URE 18.06mmol/L↑，CRE 231μmol/L↑，UA 722μmol/L↑，K^+ 5.81mmol/L↑；血清肿瘤标志物：CA125 91.3U/ml↑。心包积液生化：TP 65.3 g/L，GLU 0.05 mmol/L，ADA 88U/L，LDH 2572U/L。

1.影像学和病理科检查　B超检查：①右心腔内导丝回声；右心房内实质性占位；心包腔少量积液。②双侧腹股沟淋巴结可及；双侧锁骨上窝淋巴结轻度肿大。胸部CT检查：心影增大，心包积液，双侧胸腔积液伴两肺下叶膨胀不全。病理科细胞学诊断：（心包积液）增生幼稚小圆细胞，考虑淋巴造血系统肿瘤。

2.心包积液常规细胞形态学检查 外观暗红色、浑浊，李凡他试验（＋），红细胞计数130 000×10⁶/L，有核细胞计数31 000×10⁶/L；有核细胞分类：中性粒细胞5%，淋巴细胞20%，巨噬细胞5%，异常细胞70%。形态描述：涂片有核细胞增多，可见较多异常细胞（图2-114～图2-117），该类细胞胞体较大，胞质量多，着色偏蓝，可见空泡，核畸形，核染色质疏松，着紫红色，可见1～3个核仁。

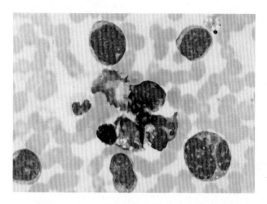

图2-114　心包积液，异常细胞，瑞-吉染色，×1000

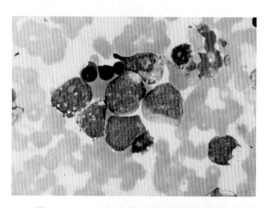

图2-115　心包积液，异常细胞，瑞-吉染色，×1000

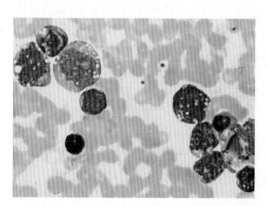

图2-116　心包积液，异常细胞，瑞-吉染色，×1000

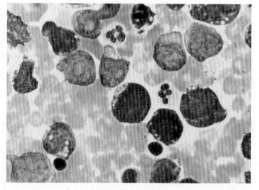

图2-117　心包积液，异常细胞，瑞-吉染色，×1000

【细胞形态学检查提示】

涂片查见异常细胞，考虑淋巴瘤细胞，建议结合病理检查及流式细胞免疫分型。

【临床诊断】

恶性淋巴瘤。

【病例分析】

淋巴瘤是一组起源于淋巴结或其他淋巴组织的恶性肿瘤。典型淋巴瘤细胞的形态学特点是胞质较少，胞质内常有空泡或空泡蜂窝状排列，胞质较透明，无颗粒或颗粒较少，核形常不规则、有扭曲折叠、分叶及多核等异常表现，核染色质粗颗粒状或小块状排列，核仁大而明显。浆膜腔积液中的恶性淋巴瘤细胞大多由胸腔或腹腔内恶性淋巴瘤浸润而来，常伴有纵隔、颈部、腋窝等处的淋巴结肿大。本例通过细胞形态学检查出异常细胞（考虑淋巴瘤细胞），为临床诊断特别是恶性肿瘤的诊断提供重要线索。

（提供：姚　姝；审核：蔡清华　窦心灵）

病例30 腹水检出淋巴瘤细胞

【病例资料】

患者女，73岁。因"劳累，气促10天"入院。初步诊断：非活动性肺结核。血常规：WBC $8.14×10^9$/L，N 81%↑，M 10%↑，RBC $3.08×10^{12}$/L↓，Hb 97g/L↓，PLT $307×10^9$/L。血清生化：ALB 14.0g/L↓，GLB 44.8g/L↑，A/G 0.31↓，PA 53mg/L↓。抗核抗体：抗ds-DNA抗体（＋＋），pANCA（弱阳性）。胸水肿瘤标志物：CEA 178.70ng/ml↑，CA125 609.50U/ml↑，CA19-9 537.30U/ml↑，CA724 47.07U/ml↑，其余肿瘤标志物均在正常范围。骨髓象：幼稚单核细胞占3.5%。

1.影像学检查　胸部CT：双肺继发性肺结核（纤维化、增殖灶为主），右肺中上叶部分肺不张/纤维化；纵隔、肺门多发淋巴结钙化；少量心包积液；双侧胸腔积液。腹部CT：脾脏稍增大；腹腔积液；疑腹膜炎；部分肠壁水肿、增厚；腹盆部皮下水肿。腹部增强CT：下腹部小肠病变，考虑肿瘤性病变并腹腔转移，腹水。

2.腹水常规细胞形态学检查　外观浅黄色、浑浊、李凡他试验阳性（＋＋），红细胞计数$400×10^6$/L，有核细胞计数$240×10^6$/L；有核细胞分类：淋巴细胞19%，中性粒细胞6%，巨噬细胞10%，异常细胞65%。形态描述：腹水涂片中找到异常细胞（图2-118～图2-121），该类细胞胞体较正常淋巴细胞大，胞核不规则，胞质着色较深，有空泡，考虑淋巴瘤细胞。

【细胞形态学检查提示】

涂片查见异常细胞，考虑淋巴瘤细胞，建议流式免疫分型及相关检查。

【临床诊断】

淋巴瘤。

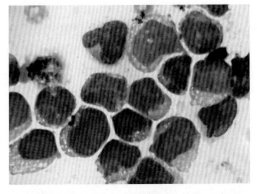

图2-118　腹水，异常细胞，瑞-吉染色，×1000

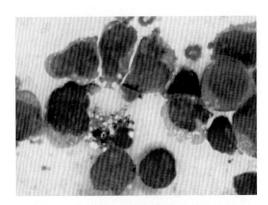

图2-119　腹水，异常细胞，瑞-吉染色，×1000

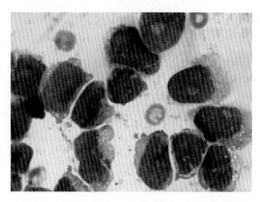

图2-120 腹水，异常细胞，瑞-吉染色，×1000

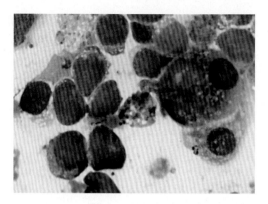

图2-121 腹水，异常细胞，瑞-吉染色，×1000

【病例分析】

该病例为女性患者，因"劳累，气促10天"入院，影像学的胸部和腹部CT提示继发性肺结核和腹膜炎。次日送检的腹水常规细胞涂片查见异常细胞，形态学考虑淋巴瘤细胞，并建议临床做流式细胞免疫分析。3天后增强CT提示下腹部小肠病变，考虑肿瘤性病变并腹腔转移。随后流式细胞免疫分析结果提示T细胞淋巴瘤，主要表达CD8、CD4、TCRalpha/beta、CD3、CD99、CD2、CD5、cCD3，部分表达CD57，弱表达CD7，不表达TCRgamma/delta、CD1a、TDT、CD11c、CD15、CD25。

在此案例中，常规细胞形态学检查对患者积液原因的分析，起到至关重要的作用，不仅第一时间指出疾病的方向，并且根据形态学提示建议临床下一步的诊疗路径，最终多方面结论均支持常规细胞形态学的最初判断。

（提供：曹 喻；审核：刘超群）

病例31 胸水检出花瓣核的淋巴瘤细胞

【病例资料】

患者女，71岁。因"咳嗽咳痰1个月，胸痛15天"入院。初步诊断：胸腔积液原因待查。血常规：WBC 2.22×10^9/L↓，Hb 114g/L↓，PLT 69×10^9/L↓。血清生化：ALB 30.6g/L↓。血清肿瘤标志物：CA125＞340U/ml↑。抗核抗体：ANA 阳性，ENA（重组Ro-52：＋＋＋），着丝点蛋白（＋）。胸水生化：ADA 198U/L↑。胸水和痰涂片查找抗酸杆菌：阴性。胸水和痰液结核杆菌DNA：阴性。γ-干扰素释放试验阳性（提示患者体内有特异性针对结核杆菌的效应T淋巴细胞）。

1.影像学和病理科检查 肺部CT：右侧胸腔少量积液；双肺多发小结节，纵隔淋巴结稍大，脾脏稍微增大。腹腔＋胸腔彩超：右侧胸腔少～中量积液；考虑结核性胸水可能。病理科检查：送检组织呈重度慢性炎，不排除结核，抗酸染色阴性。

2.胸水常规细胞形态学检查 外观黄色、浑浊，李凡他试验（＋），有核细胞计数 5120×10^6/L。形态描述：查见大量异常淋巴细胞（图2-122，图2-123），该类细胞大小不一，胞质丰富，着色偏蓝，可见空泡，核较大、部分呈花瓣状，核染色质疏松，着紫红色，核仁明显，数目1～3个。

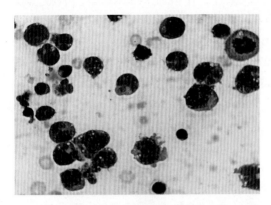

图2-122　胸水，异常淋巴细胞，瑞-吉染色，×1000

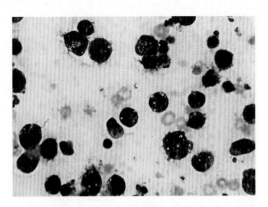

图2-123　胸水，异常淋巴细胞，瑞-吉染色，×1000

【细胞形态学检查提示】

涂片查见异常细胞，考虑淋巴瘤细胞，请结合临床和其他相关检查。

【临床诊断】

淋巴瘤。

【病例分析】

该患者为老年女性，胸腔少量积液，伴轻微肺部压迫症状，彩超、CT、病理穿刺均提示不能排除结核，胸水ADA升高，全血γ-干扰素释放试验阳性，临床诊断为结核性胸水，并对该患者进行了抗结核治疗。

胸水常规细胞学检查查见异常细胞，考虑淋巴瘤细胞，外院胸水流式免疫分型诊断为淋巴瘤。此病例除纵隔淋巴结肿大、脾脏稍微肿大外，其余常见部位如双侧颈部、双侧腋窝Ⅰ～Ⅲ区、双侧锁骨上均未见肿大的淋巴结，骨髓亦未见异常。该患者可能处于较早期淋巴瘤，由于无淋巴瘤的典型症状，临床诊断确实存在一定的难度，而此时胸水常规细胞学检查中报告异常细胞的检出，对临床诊断方向有重要提示意义。

（提供：童小东；审核：潘　巍）

病例32　胸水检出淋巴瘤细胞

【病例资料】

患者男，37岁。患者10天前无明显诱因出现咳嗽，1周前咳嗽加重，逐渐出现活动后心累、气急，伴右侧胸背部不适，为求进一步治疗来我院就诊。急查CT：胸腔大量积液，急诊拟"胸腔积液待查"收住院。体格检查：左肺叩诊浊音，左肺呼吸音减低，全身表浅淋巴结未扪及肿大。血常规：WBC 10.17×10⁹/L↑，RBC 5.21×10¹²/L，Hb 162g/L，PLT 352×10⁹/L↑。血清肿瘤标志物：CA125 110.50U/ml↑。感染性指标：CRP 21.00mg/L↑，PCT 0.07ng/ml↑，IL-6 12.16pg/ml↑。胸水生化：TP 52.0g/L，ADA 14.3U/L，LDH 217.4U/L。

1.影像学检查　胸部CT：胸腔大量积液。

2.胸水常规细胞形态学检查　外观黄色，微浑，李凡他试验（＋），细胞总数7900×10⁶/L，有核细胞计数4850×10⁶/L；有核细胞分类：淋巴细胞56%，嗜酸性粒细胞5%，嗜碱性粒细胞2%，异常细胞37%。形态描述：涂片有核细胞明显增多，以淋巴细胞为主，可见异常细胞（图2-124～图2-127），该类异常细胞胞体较大；胞质量较少，染深蓝色，可见空泡样改变；胞核较大，核染色质疏松，核仁明显。

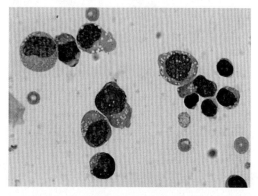

图2-124　胸水，淋巴瘤细胞，瑞-吉染色，×1000

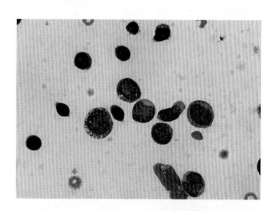

图2-125　胸水，淋巴瘤细胞，瑞-吉染色，×1000

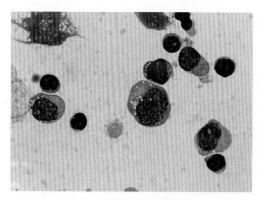

图2-126　胸水，淋巴瘤细胞，瑞-吉染色，×1000

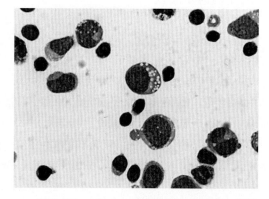

图2-127　胸水，淋巴瘤细胞，瑞-吉染色，×1000

【细胞形态学检查提示】

涂片查见异常细胞，考虑淋巴瘤细胞，请结合流式细胞免疫分型等检查。

【临床诊断】

胸膜原发性渗出性淋巴瘤。

【病例分析】

本例患者无明显表浅淋巴结肿大，但有大量胸腔积液，胸水中可见典型的淋巴瘤细胞，联系临床，建议做细胞免疫分型等其他相关检查。在追踪病例时发现胸水病理及流式细胞免疫分型均未见明显异常，假阴性结果可能与检测方法、样本送检时间、样本采集部位等影响因素相关。左侧壁层胸膜活检病理检查：淋巴瘤不能排除，建议免疫组化。病理免疫组化：考虑为胸膜原发性渗出性淋巴瘤。

原发性渗出性淋巴瘤是与人HIV和人疱疹病毒8（HHV-8）感染有关的淋巴组织增生紊乱性疾病，恶性渗出为临床显著的特征，主要表现为浆膜腔积液，如腹水、胸腔积液和心包积液。临床上患者常表现为各种受累浆膜腔大量积液及其相关的临床表现，一般不伴有腔外肿瘤包块，无淋巴结肿大。病变在胸腔或心包膜受累常表现为呼吸困难，腹膜受累表现为腹胀、腹部膨胀等。抽取浆膜腔积液，常可查见高度恶性的淋巴瘤细胞。

（提供：胡　艳；审核：黄　俊）

病例33　腹水检出"章鱼样"的淋巴瘤细胞

【病例资料】

患者男，68岁。因"腹胀3天"入院。血常规：WBC $5.89×10^9$/L，RBC $3.65×10^{12}$/L↓，Hb 114g/L↓，PLT $359×10^9$/L↑。血清肿瘤标志物：CA125 345U/L↑，其余肿瘤标志物在正常范围。结核抗体阴性。抗核抗体均阴性。腹水生化：TP 41.3g/L，α-HBDH 3295U/L。

1.影像学和病理科检查　腹部B超：腹部可见液性暗区，淋巴结未见增大。MRI：可见腹水。腹部CT：考虑腹膜转移瘤？病理科腹水涂片检查：大B细胞淋巴瘤，考虑原发性渗出性淋巴瘤（PEL）。

2.腹水常规细胞形态学检查　外观黄色、浑浊，红细胞计数$9000×10^6$/L，有核细胞计数$7242×10^6$/L。形态描述：查见大量异常淋巴细胞，该类细胞胞体大小不一，胞质偏蓝，可见大量空泡，胞核大、畸形，核染色质着深紫红色，疏松，有核仁（图2-128～图2-131），考虑淋巴瘤细胞。

【腹水细胞形态学检查提示】

涂片查见大量异常淋巴细胞，考虑淋巴瘤细胞，请结合临床和相关检查。

【临床诊断】

原发性渗出性淋巴瘤。

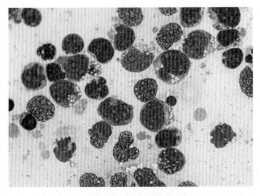

图2-128　腹水，淋巴瘤细胞，瑞-吉染色，×1000

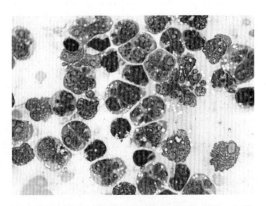

图2-129　腹水，淋巴瘤细胞，瑞-吉染色，×1000

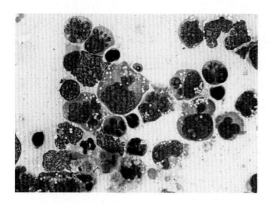

图2-130　腹水，淋巴瘤细胞，瑞-吉染色，×1000

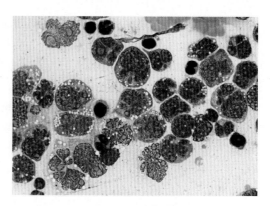

图2-131　腹水，淋巴瘤细胞，瑞-吉染色，×1000

【病例分析】

本病例患者腹水中查见大量异常细胞，该类细胞单个散在分布，体积较大（1.5～2倍淋巴细胞大小），形状不规则，胞核十分畸形，呈"章鱼样"改变，核染色质极度疏松，有数个巨大核仁，胞质偏蓝，含大量空泡，考虑淋巴瘤细胞。本病例CT提示全身淋巴结均不肿大，流式细胞免疫分型结果为大B细胞淋巴瘤，病理科由于淋巴结不能活检而做腹水细胞学组化，诊断为原发性渗出性淋巴瘤（PEL）。

PEL常见于HIV或免疫力低下患者，是一种罕见的侵袭性非霍奇金淋巴瘤，正常人群极少发生，病情凶险，存活时间仅数月。主要特征是空腔器官（胸膜腔、心包腔、腹膜腔）中出现大量渗出液，很少有实体肿瘤的表现，一般全身淋巴结不肿大。本病需综合病毒学、免疫组织学、分子生物学和组织病理学检查结果进行诊断。

（提供：郑智弦；审核：窦心灵）

病例 34　胸水检出白血病细胞

【病例资料】

患者男，62岁。患者10天前受凉后出现咳嗽、咳痰，咳白色黏液痰，无其他不适，经我院急诊科收住院。血常规：WBC 24.63×10⁹/L↑，RBC 3.40×10¹²/L↓，Hb 99g/L↓，PLT 14×10⁹/L↓，白细胞分类中可见原幼淋巴细胞占44%，建议做骨髓穿刺及流式细胞免疫分型。CRP：19.75mg/L↑。血清生化：TP 59.7g/L↓，ALB 35.9g/L，ALT 48.6U/L↑，AST 135.6U/L↑。血清肿瘤标志物：CEA 1.31ng/ml，CYFRA211 4.15ng/ml↑，NSE 31.36ng/ml↑，FER＞2000ng/ml↑。临床初步诊断：①细菌性肺炎；②右侧胸腔积液；③右肺下叶部分不张。骨髓细胞学检查：急性白血病骨髓象，形态学初步考虑为ALL。骨髓流式细胞免疫分型检查：考虑为发育晚期阶段的急性B淋巴母细胞白血病。

1.影像学和病理科检查　胸部CT：双肺炎变，以右肺下叶为主，右肺下叶癌性淋巴管炎除外；纵隔淋巴结增大；双肺多发小结节，部分钙化；双肺上叶间隔旁型肺气肿；心包少量积液；右侧胸腔积液，右肺下叶部分不张。病理科胸水涂片及细胞块检查：查见少量间皮细胞，大量淋巴细胞，少许中性粒细胞及嗜酸性粒细胞。

2.胸水常规细胞形态学检查 外观红色、浑浊，李凡他试验（＋＋），细胞总数10 708×10⁶/L，有核细胞计数8080×10⁶/L；有核细胞分类：中性粒细胞1%，淋巴细胞15%，异常细胞84%。形态描述：涂片有核细胞明显增多，查见大量原始及幼稚细胞（图2-132～图2-135），该类细胞大小不一，呈圆形或卵圆形；胞质量少，呈蓝色；胞核大，呈圆形或卵圆形，核染色质疏松，着深紫红色，核仁明显。可见大量红细胞，提示出血。

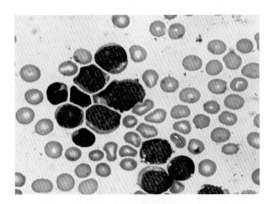

图2-132 胸水，原幼细胞，瑞-吉染色，×1000

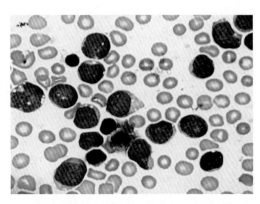

图2-133 胸水，原幼细胞，瑞-吉染色，×1000

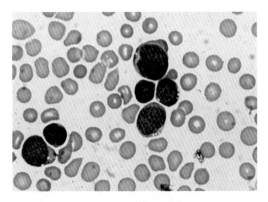

图2-134 胸水，原幼细胞，瑞-吉染色，×1000

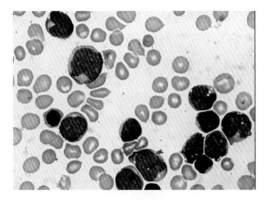

图2-135 胸水，原幼细胞，瑞-吉染色，×1000

【细胞形态学检查提示】

涂片查见大量原始及幼稚细胞，考虑白血病细胞，请结合流式细胞免疫分型等检查。

【临床诊断】

①急性淋巴母细胞白血病；②白血病胸膜浸润；③重症肺炎。

【病例分析】

急性白血病是造血干细胞的恶性克隆性疾病，其特点是造血干细胞恶变而形成的一个原始细胞克隆取代了正常骨髓，并伴有广泛的浸润现象。因此，在急性白血病的发病（少见）、进展和复发（多见）时，可在病理性体液标本中检出原幼细胞（白血病细胞）。

白血病细胞浆膜腔侵犯较少见，有文献报道侵犯浆膜腔的急性白血病多以淋巴系统白血病为多，一般而言，急性白血病出现浆膜腔浸润，即预示疾病的晚期，说明病情发展十分迅速，已难以控制。此类疾病临床上越早确诊，对患者的治疗越有利。

（提供：丁雅婕；审核：黄　俊）

病例35　胸水检出大量浆细胞

【病例资料】

患者女，40岁。因"反复左侧胸肋痛1个月余，加重3天"入院。患者1个月前无明显诱因出现左侧胸肋部疼痛不适，20天前发现右侧锁骨上及颌面部淋巴结肿大，质地较硬。3天前患者胸肋疼痛症状明显加重，平躺时明显，伴有心悸不适，为求进一步诊治来我院就诊，急诊以"胸腔积液原因待查"收住院。血常规各指标均正常。血清生化：TP 75.6g/L，ALB 38.5g/L，GLB 37.1g/L↑，A/G 1.0↓，ALT 20.8U/L，AST 36.3U/L，URE 6.67mmol/L，CRE 75.5mmol/L↑，β_2 微量球蛋白 5.65mg/L↑。

1.影像学检查　彩超：左侧胸腔积液。胸部CT：左肺下叶炎变灶，建议治疗后复查；双肺散在条索灶；支气管炎征象；双侧胸膜增厚，多发结节状突起，肿瘤待排；少量胸腔积液。

2.胸水常规细胞形态学检查　外观黄色、微浑，李凡他试验（±），细胞总数 $5103 \times 10^6/L$，有核细胞计数 $1290 \times 10^6/L$；有核细胞分类：中性粒细胞1%，淋巴细胞70%，间皮细胞5%，巨噬细胞2%，浆细胞22%。形态描述：涂片有核细胞量增多，以成熟淋巴细胞为主，可见较多的浆细胞（图2-136～图2-139），未见细菌及真菌。

【细胞形态学检查提示】

涂片查见大量浆细胞（占22%），建议临床考虑多发性骨髓瘤可能，请结合相关检查。

【临床诊断】

伴髓外病变的多发性骨髓瘤。

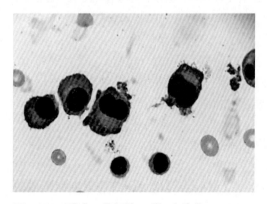

图2-136　胸水，浆细胞，瑞-吉染色，×1000

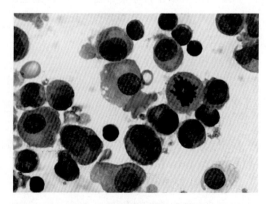

图2-137　胸水，浆细胞，瑞-吉染色，×1000

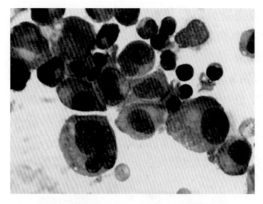

图2-138　胸水，浆细胞，瑞-吉染色，×1000

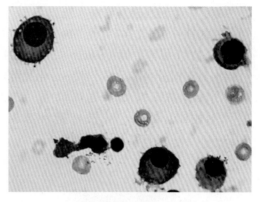

图2-139　胸水，浆细胞，瑞-吉染色，×1000

【病例分析】

多发性骨髓瘤（MM）是浆细胞异常增生的恶性肿瘤，是多器官、多系统损伤性疾病，由于骨髓瘤细胞增殖和浸润部位不同，临床表现多种多样，给临床诊断带来一定的困难。有研究报道，MM患者髓外病变的发生率为9.6%。

本病例首先在胸水常规细胞学检查中发现较多的浆细胞，与临床沟通，考虑多发性骨髓瘤可能，建议完善其他相关检查。后续骨髓细胞学检查：浆细胞占45%，考虑多发性骨髓瘤。胸水病理检查：查见恶性肿瘤细胞，结合有限的免疫组化，考虑浆细胞肿瘤。

正常情况下，浆膜腔积液中可出现少量浆细胞。浆膜腔积液中出现较多浆细胞，多见于浆细胞白血病、多发性骨髓瘤或某些反应性浆细胞增多性疾病。反应性浆细胞增多主要以感染的相关症状为主，比如发热、红细胞沉降率增快、CRP升高及细菌培养阳性等。多发性骨髓瘤会导致骨质破坏、肾功能损害等一系列的病变，细胞形态学检查对两者的区别也有一定的参考价值：多发性骨髓瘤多以原幼浆细胞增多为主，可出现形态多样的异常浆细胞，而反应性浆细胞增多以成熟浆细胞为主，形态一般较正常。此外，流式细胞免疫分型方法对细胞表型的分析也非常重要，异常克隆性表达是浆细胞疾病诊断的关键。当我们遇到这种浆细胞异常增多的情况时，必须综合分析患者病史，结合体格检查及其他必要的辅助检查，仔细分析并动态观察患者病情变化。

（提供：陈清霞；审核：黄　俊）

病例36　胸水检出"菊花团状"排列的恶性细胞

【病例资料】

患儿男，4岁9个月。因"发热、腹痛1个月余，伴胸痛10余天"入院，初步诊断：右侧胸腔积液，结核性胸膜炎待排。血常规：WBC $6.51×10^9$/L，N 56.6%，L 35.4%，RBC $4.81×10^{12}$/L，Hb 137g/L，PLT $316×10^9$/L。结核病相关试验：血清结核抗体-IgG（−）、血结核γ-干扰素试验（−）、PPD试验（−）。胸水生化：ADA 15.0U/L，LDH 708U/L↑。胸水肿瘤标志物：CA125 978.20U/ml↑，SCC 12.6μg/L↑，NSE 305.20ng/ml↑。胸水抗酸染色：未查到抗酸杆菌。

1.影像学和病理科检查　腹部彩超：上腹腹膜后多发淋巴结受累。颈部软组织彩超：左侧锁骨上淋巴结受累。胸部增强CT：右侧胸腔积液并其内团片状致密影。纵隔彩超：右后下纵隔肿瘤（8.8cm×2.6cm×9.0cm）；右侧胸腔积液，右侧胸膜受累。病理科胸水TCT检查：多量淋巴细胞，未见肿瘤细胞，建议定期复查。

2.胸水常规细胞形态学检查　外观红色、浑浊，李凡他试验（＋），红细胞计数28 800×10⁶/L，有核细胞计数3420×10⁶/L。形态描述：可见大量异常细胞（图2-140～图2-143），该类细胞胞体偏小，胞质量较少，染灰蓝色，胞核类圆形或呈"八"字形双核及"品"字形三核，核染色质较致密，染深紫红色，多呈"菊花团状"排列。

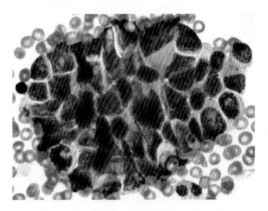

图2-140　胸水，恶性细胞，瑞-吉染色，×1000

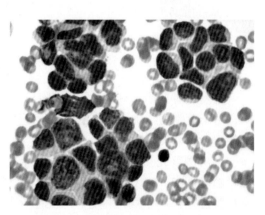

图2-141　胸水，恶性细胞，瑞-吉染色，×1000

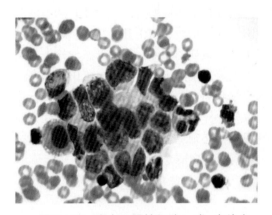

图2-142　胸水，恶性细胞，瑞-吉染色，×1000

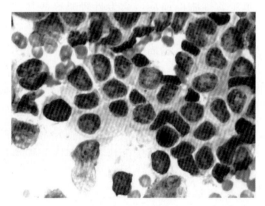

图2-143　胸水，恶性细胞，瑞-吉染色，×1000

【胸水细胞形态学检查提示】

涂片查见异常细胞，考虑恶性细胞，建议相关检查。

【临床诊断】

神经母细胞瘤。

【病例分析】

神经母细胞瘤（neuro blastoma，NB）是儿童最常见的颅外神经系统恶性肿瘤之一。

该病发病隐匿，恶性程度高，初诊时有80%以上患儿已发生转移，其中以骨髓转移最常见，发生胸腔转移者少见。

本例患儿首先在胸水中查见大量呈"菊花团状"排列的恶性细胞，高度疑似NB的恶性细胞，建议临床做相关检查。后续骨髓细胞学检查：转移癌（瘤）骨髓象，倾向于神经内分泌肿瘤，神经母细胞瘤可能性大，建议做相关检查。骨髓活检：结合免疫组化（CgA大片＋、Syn大片＋、NSE大片＋、CD56大片＋），符合神经母细胞瘤累及骨髓。骨髓流式细胞免疫分型：送检标本中可见约28.7% CD56$^+$/GD2$^+$的细胞，提示为神经母细胞瘤细胞。最后临床确诊为NB。

NB可借助下列方法来诊断：①肿瘤细胞免疫组化检测：NSE、CgA和Syn是神经内分泌肿瘤的特异性标志。②瘤细胞表型抗原检测：采用流式细胞术测定抗原组合 CD56/CD81/CD45 或 CD56/GD2/CD45，当 CD56$^+$/CD81$^+$/GD2$^+$/CD45$^-$ 或 CD56$^+$/GD2$^+$/CD45$^-$ 即可定性。

（提供：窦心灵　柴凤霞；审核：朱凤娇）

病例37　胸水检出大量成熟淋巴细胞

【病例资料】

患者男，21岁。4天前劳累后出现咳嗽、咳痰、痰量多，痰中无血丝，伴有盗汗、咽痒、右侧胸痛，遂来院就诊。查体：右下肺呼吸音低，右下肺叩诊浊音，双肺未闻及干、湿啰音。血常规：WBC 5.09×10^9/L，N 74.9%，RBC 4.93×10^{12}/L，Hb 155g/L，PLT 260×10^9/L。ESR 75.00mm/h↑。血清生化：TP 64.7g/L↓，ALB 39.5g/L↓，ALT 8U/L↓，AST 12U/L↓。胸水生化：TP 50.6g/L，ALB 32.6g/L，ADA 44.0U/L↑，LDH 525.0U/L↑。

1.影像学和病理科检查　胸部CT：右肺上叶尖后段小片状、微结节阴影伴右侧胸腔少量积液并胸膜肥厚粘连，考虑炎症改变，请结合实验室检查，排除结核性病变。病理科检查：（右肺上叶）极小块黏膜慢性炎。

2.胸水常规细胞形态学检查　外观黄色、浑浊，李凡他试验（＋），红细胞计数1000×10^6/L，有核细胞计数7402×10^6/L；有核细胞分类：中性粒细胞20%，淋巴细胞60%，间皮细胞5%，巨噬细胞10%，嗜酸性粒细胞2%，嗜碱性粒细胞3%。形态描述：涂片以淋巴细胞为主（图2-144～图2-147），可见少量嗜酸性粒细胞、嗜碱性粒细胞。

【细胞形态学检查提示】

涂片以淋巴细胞为主伴中性粒细胞增多，建议结合相关检查。

【临床诊断】

结核性胸膜炎。

【病例分析】

结核性胸膜炎在我国常见，多发于儿童及40岁以下成年人。

本例患者青年男性，咳嗽、咳痰、盗汗、右侧胸痛，ESR升高，胸水ADA、LDH高。常规细胞形态学检查以成熟淋巴细胞为主，伴中性粒细胞增多，可见反应性淋巴细胞，建议临床完善结核相关检查。胸部CT示右肺上叶尖后段小片状、微结节阴影伴右

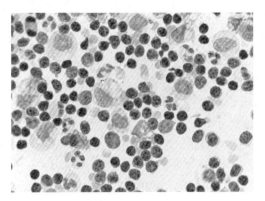

图 2-144　胸水，以淋巴细胞为主，瑞－吉染色，×100

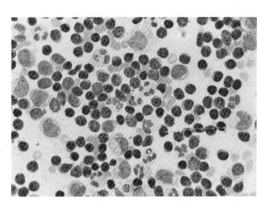

图 2-145　胸水，以淋巴细胞为主，瑞－吉染色，×100

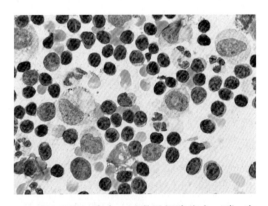

图 2-146　胸水，以淋巴细胞为主，瑞－吉染色，×1000

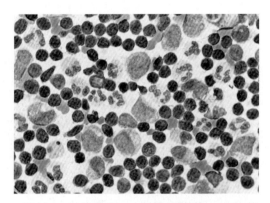

图 2-147　胸水，以淋巴细胞为主，瑞－吉染色，×1000

侧胸腔积液并胸膜肥厚粘连。临床进一步完善结核分枝杆菌基因检测和结核感染 T 细胞检测，结果均为阳性，最后诊断为结核性胸膜炎。

需要注意的一点是，胸水涂片中以成熟淋巴细胞为主，不能用单一思路直接考虑结核性积液，其他情况如淋巴瘤、实体瘤、淋巴管瘘等也会引起淋巴细胞比例升高，因此需要全面检查、综合分析。另外，结核性积液有时可见重度核异质细胞，需与肿瘤细胞相鉴别。

（提供：胡　阳；审核：刘超群）

病例38　胸水检出大量嗜酸性粒细胞及嗜碱性粒细胞

【病例资料】

患者男，88岁。因"跌倒致胸部疼痛2小时"入院。血常规：WBC 7.83×10⁹/L，N 60.3%，L 13.0%↓，E 20.3%↑，RBC 3.92×10¹²/L↓，Hb 126 g/L↓。血清生化：PCT ＜0.05ng/ml，IL-6 5.59pg/ml。胸水生化：TP 35.6g/L，ALB 21.6g/L↓，ADA 10.0U/L，LDH 255U/L↑。

1.影像学和病理学检查 头颅CT：颅脑未见明确骨折及出血征象，双侧基底节区及大脑半球白质多发腔隙性梗死、脱髓鞘，右侧丘脑软化灶。肋骨CT：双侧肋骨未见明确错位骨折，左侧肺大疱，左肺上叶纤维硬结钙化灶，主动脉及冠状动脉粥样硬化。胸部CT：双侧胸腔积液（以左侧为著）并左肺下叶部分膨胀不良，主动脉及冠状动脉硬化。病理科胸水检查：见多量增生的间皮细胞，少量淋巴细胞。

2.胸水常规细胞形态学检查 外观淡黄色、微浑，李凡他试验（±），红细胞计数$2000×10^6/L$，有核细胞计数$805×10^6/L$；有核细胞分类：中性粒细胞1%，淋巴细胞18%，间皮细胞10%，巨噬细胞8%，嗜酸性粒细胞55%，嗜碱性粒细胞8%。形态描述：可见大量有核细胞（图2-148），以嗜酸性粒细胞为主，易见嗜碱性粒细胞，未见异常细胞（图2-149～图2-151）。

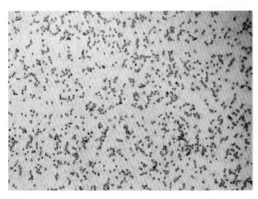

图2-148 胸水，有核细胞，瑞-吉染色，×100

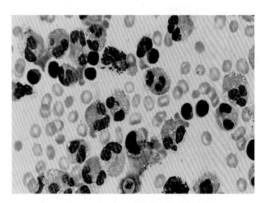

图2-149 胸水，嗜酸性及嗜碱性粒细胞，瑞-吉染色，×1000

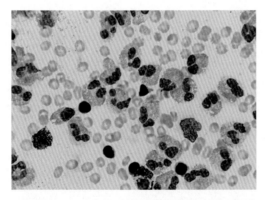

图2-150 胸水，嗜酸性粒细胞，瑞-吉染色，×1000

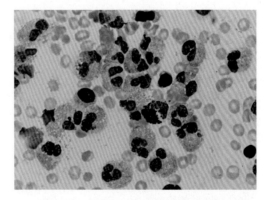

图2-151 胸水，嗜酸性及嗜碱性粒细胞，瑞-吉染色，×1000

【细胞形态学检查提示】
涂片以嗜酸性粒细胞为主，易见嗜碱性粒细胞，请结合临床和相关检查。
【临床诊断】
①气胸；②哮喘。

【病例分析】

胸水嗜酸性粒细胞增多可见于气胸（最常见）、血胸、恶性肿瘤、感染性疾病（如结核、寄生虫）、服用某些药物、多次穿刺刺激、手术后积液等。该患者肋骨CT检查示左侧肺大疱、气胸，因此首先考虑气胸导致的胸水中嗜酸性粒细胞增多（高达55%），并伴有嗜碱性粒细胞。患者既往有哮喘病史，外周血中嗜酸性粒细胞增多，综合考虑，为气胸及哮喘共同作用引起胸水中嗜酸性粒细胞及嗜碱性粒细胞增高。该患者的胸水常规细胞形态学检查结果与影像学CT结果相吻合，为临床诊治提供了可靠的依据。

（提供：孙　晖；审核：曹　喻）

病例39　腹水检出胆红素结晶

【病例资料】

患者女，40岁。33小时前进食较多腌制品后出现腹胀、腹痛、恶心，非喷射性呕吐黄绿色胃内容物数次，总量约2000ml，上述症状呈进行性加重，后就诊于当地医院。初步治疗后患者病情无明显好转，为求进一步治疗，急诊科以"急性重症胰腺炎"收住院。血常规：WBC $18.17 \times 10^9/L \uparrow$，RBC $5.14 \times 10^{12}/L \uparrow$，Hb 163g/L↑，PLT $351 \times 10^9/L \uparrow$，CRP 148.55mg/L↑。血清生化：TP 46.1g/L↓，ALB 22.0g/L↓，ALT 21.8U/L，AST 74.6U/L↑，GLU 33.27mmol/L↑，TG 4.17mmol/L↑，AMY ＞2400.0U/L↑，LIP ＞16 000.0U/L↑。

1.影像学检查　胸、腹部CT：双侧胸腔积液；急性胰腺炎伴腹膜炎征象，胰腺密度不均匀，坏死灶形成待查；宫腔内少量积液，建议治疗后复查；盆腹腔积液。

2.腹水常规细胞形态学检查　外观褐色、微浑，李凡他试验（＋＋＋），细胞总数 $5280 \times 10^6/L$，有核细胞计数 $1460 \times 10^6/L$。形态描述：涂片有核细胞溶解破坏，无法进行分类；可见大量细菌、细胞碎片、细胞坏死颗粒和胆红素结晶（图2-152～图2-155）。

【细胞形态学检查提示】

涂片有核细胞溶解破坏，可见细胞碎片、大量细菌，易见胆红素结晶，请结合临床。

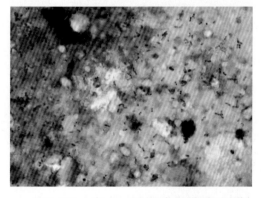

图2-152　腹水，胆红素结晶及细菌，瑞-吉染色，×1000

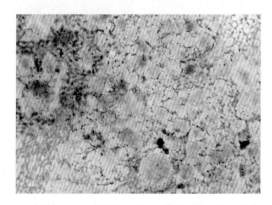

图2-153　腹水，胆红素结晶，瑞-吉染色，×1000

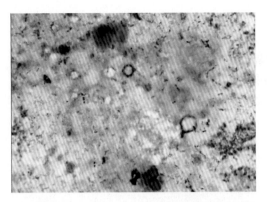

图2-154　腹水，胆红素结晶及细菌，瑞-吉染色，×1000

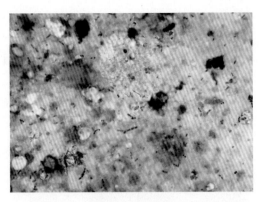

图2-155　腹水，胆红素结晶及细菌，瑞-吉染色，×1000

【临床诊断】

急性重症胰腺炎合并ARDS（急性呼吸窘迫综合征）。

【病例分析】

急性胰腺炎是胰腺酶在胰腺内被激活后引起胰腺组织自身消化的化学性炎症，是临床常见的急腹症之一，病因与过多饮酒、暴饮暴食、胆管内的结石等有关。临床上按疾病严重程度分为轻症胰腺炎和重症胰腺炎，其中重症胰腺炎容易导致全身各器官的损害、出血、坏死、继发感染、腹膜炎和休克等，病死率高。该患者出现腹膜炎及呼吸困难等症状，结合检验及影像学结果，符合重症胰腺炎。腹水细胞形态学检查见有核细胞溶解破坏，可见细胞碎片，是由于胰液和坏死物进入胰腺周围组织，导致组织细胞溶解破坏。

胆红素结晶是由增多的胆红素沉积形成。重症胰腺炎患者常出现出血性坏死，血红蛋白分解后经过肝脏系列酶的作用下形成胆红素，组织中胆红素沉积，形成大小不等的黄色、金黄色或棕黄色的颗粒状、针芒状或团块状胆红素结晶，这些结晶也可被单核-巨噬细胞吞噬，提示陈旧性出血。

（提供：戴红梅；审核：黄　俊）

病例40　盆腔积液检出细菌、真菌、脂肪滴及胆红素结晶

【病例资料】

患者女，69岁。7天前出现食欲欠佳、恶心，大便次数增多，4次/天，大便干硬，有少量黏液，无脓血，为进一步诊治，来院就诊。既往史：输卵管恶性肿瘤术后。查体：下腹部可触及约10cm×10cm一囊性包块，固定，边界不清，无压痛。血常规：WBC 3.0×10⁹/L↓，N 81.4%↑，RBC 3.19×10¹²/L↓，Hb 93g/L↓，HCT 0.29↓，PLT 160×10⁹/L。hs-CRP 18.9mg/L↑。凝血常规：FIB 5.41g/L↑，D-Dimer 807ng/ml↑。血清生化：TC 6.34mmol/L↑，TG 2.68mmol/L↑，LDL-C 4.19mmol/L↑，LDH 266U/L↑。血清肿瘤标志物：CEA 5.58ng/ml↑。行盆腔囊肿穿刺引流术，引流出400ml黄色液体。引流液培养：唾液链球菌。

1.影像学和病理科检查 增强CT：盆腔肿瘤术后复查：盆腔内积液。右肾囊性灶。病理未送检。

2.盆腔积液常规细胞形态学检查 外观黄色、微浑，李凡他试验（＋＋），红细胞计数7000×10⁶/L，有核细胞计数6×10⁶/L。形态描述：涂片未见有核细胞，可见大量细菌、真菌及脂肪滴，少量红细胞和胆红素结晶（图2-156～图2-159），未见其他异常细胞，请结合临床及微生物培养。

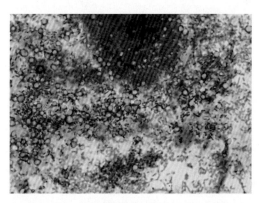

图2-156 盆腔积液，脂滴、胆红素结晶、细菌，瑞-吉染色，×1000

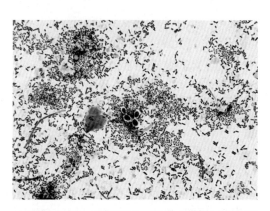

图2-157 盆腔积液，细菌、真菌，瑞-吉染色，×1000

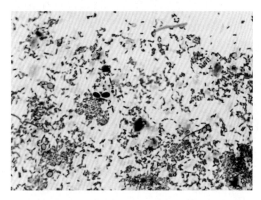

图2-158 盆腔积液，细菌、真菌、脂滴，瑞-吉染色，×1000

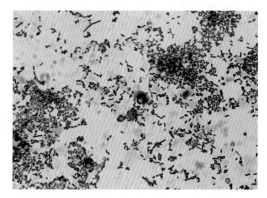

图2-159 盆腔积液，细菌、脂滴、胆红素结晶，瑞-吉染色，×1000

【细胞形态学检查提示】
涂片可见大量细菌、真菌、脂肪滴和胆红素结晶，请结合临床。
【临床诊断】
肠瘘。
【病例分析】
该患者近期完成肿瘤切除术，盆腔积液原因不明，临床穿刺引流明确病因。穿刺液涂片可见大量细菌、真菌、脂肪滴和胆红素结晶。由于引流液中未见异常细胞，肿瘤引起的细菌、脂肪滴可能性较小，考虑肠瘘或穿刺到肠道可能性较大。联系临床，医师排除穿刺到肠道的可能，只有肠液渗漏引起大量细菌和脂肪滴进入盆腔的可能。

临床上肠外瘘主要发生在腹部手术后，是术后发生的一种严重并发症，主要原因是术后腹腔感染、吻合口裂开、肠管血供不良造成吻合口瘘。腹壁有一个或多个瘘口，有肠液、胆汁、气体或食物排出，是肠外瘘的主要临床表现。术后肠外瘘可于手术3～5天后出现症状，先有腹痛、腹胀及体温升高，继而出现局限性或弥漫性腹膜炎征象或腹内脓肿。该患者存在消化道症状，与临床沟通后考虑为肠瘘。

（提供：潘　巍；审核：刘超群）

病例41　腹水检出鬼影细胞及真菌

【病例资料】

患儿男，4月龄。因"反复发热8天"入院，初步诊断：脓毒血症，急性咽炎，腹膜炎。血常规：WBC 4.45×10^9/L，N 81.8%↑，L 13.0%↓，Hb 69 g/L↓，PLT 20×10^9/L↓。CRP 124.3mg/L↑，PCT 19.70ng/ml↑。ESR 8mm/h。尿常规：蛋白微量，白细胞61.38个/μl。凝血常规：APTT 45.6s，PT 14.2s，FDP 34.81μg/ml↑，D-Dimer 5600ng/ml↑。血清生化：ALB 20.5g/L，AST 202U/L，ALT 44U/L，GGT 236U/L，LDH 418U/L↑。血清肿瘤标志物：FER 2681.3ng/ml↑，其余肿瘤标志物在正常范围。免疫球蛋白定量：IgG 2.72g/L↓，IgA 0.06g/L↓，IgM 0.05g/L↓，补体C3 1.32g/L，补体C4 0.42g/L。淋巴细胞亚群：CD3$^+$T 35.34%↓，CD4$^+$T 1.07%↓，CD8$^+$T 33.71%，B 57.43%，NK 4.98%。辅助Th1/2细胞因子：IL-2 3.22pg/ml，IL-4 1.88pg/ml，IL-6 4442.73pg/ml↑，IL-10 181.44pg/ml↑，TNF-α 1.67pg/ml，IFN-γ 11.45pg/ml↑。可溶性CD25 8863pg/ml↑。EBV-DNA：阴性。PPD试验：阴性。结核免疫分析：阴性。多次痰涂片抗酸染色：阴性。胃管引流液抗酸染色：阴性。骨髓细胞学检查：全片见较多组织细胞及少量噬血细胞。腹水生化：TP 35.7g/L，LDH 162U/L，Cl$^-$ 103.2mmol/L。

体液常规细胞形态学检查　外观黄色、微浑，李凡他试验（－），红细胞计数5969×10^6/L，有核细胞计数67×10^6/L；有核细胞分类：中性粒细胞58%，淋巴细胞7%，巨噬细胞34%，间皮细胞1%。腹水涂片经瑞-吉、革兰氏染色后镜检，均看到"鬼影"现象（图2-160，图2-161），经抗酸染色证实为抗酸杆菌（图2-162）。腹水涂片可见少量真菌孢子（图2-163，图2-164），疑似马尔尼菲篮状菌（腊肠型），经腹水培养证实为马尔尼菲篮状菌。痰涂片六胺银染色见少量耶氏肺孢子菌包囊（图2-165）。

【细胞形态学检查提示】

腹水涂片查见多量抗酸杆菌，可见少量真菌孢子，疑似马尔尼菲篮状菌，请结合相关检查。

痰液涂片查见肺孢子菌包囊，请结合临床和相关检查。

【临床诊断】

①播散性卡介苗病并发噬血细胞综合征；②真菌性腹膜炎；③耶氏肺孢子菌肺炎；④X连锁重症联合免疫缺陷病。

【病例分析】

本病例是一个4月龄婴儿，播散性卡介苗病并发噬血细胞综合征的重症联合免疫缺

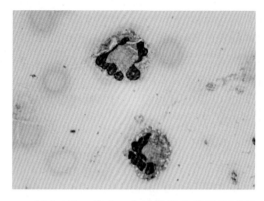

图2-160 腹水，中性粒细胞胞质中可见"鬼影"，瑞-吉染色，×1000

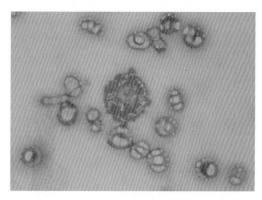

图2-161 腹水，白细胞胞质可见"鬼影"，革兰氏染色，×1000

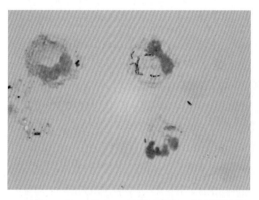

图2-162 腹水，抗酸杆菌，抗酸染色，×1000

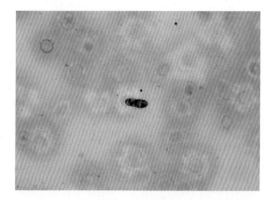

图2-163 腹水，真菌孢子，瑞-吉染色，×1000

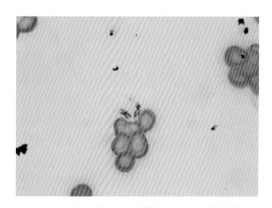

图2-164 腹水，真菌孢子，六胺银染色，×1000

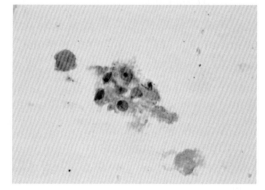

图2-165 痰液，肺孢子菌包囊，六胺银染色，×1000

陷病，同时合并马尔尼菲篮状菌、耶氏肺孢子菌感染，属于疑难复杂罕见病例：①腹水涂片瑞-吉染色、革兰氏染色镜检均看到"鬼影"现象，呈典型分枝杆菌菌体形态，经抗酸染色证实为抗酸杆菌，结核杆菌DNA阳性；外周血、骨髓涂片抗酸杆菌均阳性。②在腹水涂片中发现少量真菌孢子，疑似马尔尼菲篮状菌（腊肠型），经腹水培养证实。

③痰液涂片六胺银染色，查见耶氏肺孢子菌包囊。目前形态学检测仍然是病原学检测的金标准之一，掌握各种细菌、真菌等病原体在各种染色条件下的形态学特征，才能快速鉴定病原体，在临床诊疗过程中发挥重要作用。

重症联合免疫缺陷病是一种体液免疫、细胞免疫同时有严重缺陷的疾病，外周血常规、体液免疫、淋巴细胞亚群分析均有很好的提示作用。目前，我国新生儿并不常规筛查免疫缺陷病，故接种卡介苗可能会导致播散性的卡介苗病，部分患儿易诱发噬血细胞综合征。由于免疫功能严重低下，ESR、IFN-γ、PPD、结核免疫分析等结果均出现阴性，干扰了临床医师的判断。结核杆菌在胸腔、腹腔播散时，普通患者常会出现有核细胞数量增多、以淋巴细胞升高为主的细胞学表现，但免疫缺陷病患者胸腹水常规有核细胞数可能正常或仅轻度升高，同时会出现中性粒细胞代偿性升高，并吞噬结核杆菌。在形态学检查时，由于结核杆菌细胞壁含有过多的脂质，导致其不易着色，瑞-吉染色、革兰氏染色常出现"鬼影"现象，镜检时需特别细心。此外，免疫缺陷病患者易合并感染马尔尼菲篮状菌、耶氏肺孢子菌等机会感染性真菌，或出现多种病原体同时感染的情况，因此提示我们对相关患者体液标本的形态学检查中要予以重视。

（提供：毛晓宁　罗小娟　曹　科；审核：窦心灵）

病例42　关节液检出抗酸杆菌

【病例资料】

患者男，48岁。因"反复头晕4年，再发加重3个月余"入院。患者4年前无明显诱因出现头晕，并感乏力，呼吸困难、胸闷，为诊治来院就诊。查体：右上肢及指关节肿胀，皮肤温度升高。右腕部皮肤局部发炎，右手环指部分脓肿（图2-166），疼痛。初步诊断：高血压病，社区获得性肺炎，胸腔积液和痛风性关节炎。既往史：发病前有1年的养猪经历，且猪场发生猪瘟。患者经万古霉素和他唑巴坦钠治疗1周，仍反复低热。血常规：WBC $9.90×10^9$/L，N 82%↑，RBC $2.79×10^{12}$/L↓，Hb 83.0g/L↓，PLT $282×10^9$/L。CRP 60mg/L↑，PCT 0.1mg/ml，ESR 30mm/h↑。尿常规正常。血清生化：LDH 208U/L↑，α-HBDH 203U/L↑，CRE 123μmol/L↑，UA 434μmol/L↑，Na^+ 128mmol/L↓，Cl^- 92mmol/L↓，IgG 6.0g/L↓。凝血常规：FIB 5.20g/L↑。结核分枝杆菌IgG抗体：阳性；结核感染

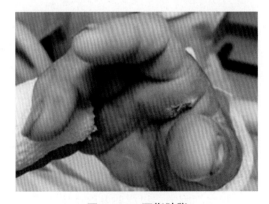

图2-166　环指肿胀

T细胞斑点试验：阳性。环指关节脓肿引流液革兰氏染色未找到细菌，细菌培养出耐甲氧西林金黄色葡萄球菌（MRSA），临床考虑化脓性感染。

1.影像学检查　B超：右侧胸腔积液，左侧胸腔未见明显积液声像；右手环指指浅屈肌上方液性暗区，考虑积脓可能。胸部CT：双肺多发炎症，右肺下叶为主，右侧少

量胸腔积液，右肺下叶膨胀不全。

2.体液常规细胞形态学检查　胸水涂片：有核细胞量多，以成熟淋巴细胞为主（图2-167，图2-168），建议结核相关检查。

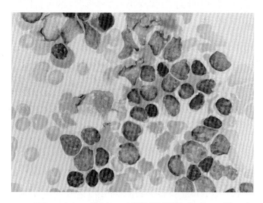 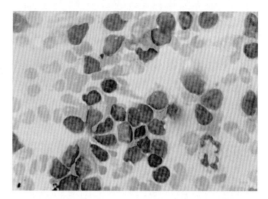

图2-167　胸水，以淋巴细胞为主，瑞-吉染色，×1000　　　　　　图2-168　胸水，以淋巴细胞为主，瑞-吉染色，×1000

关节脓肿引流液涂片：有核细胞量明显增多，以中性粒细胞为主（图2-169），可见少量的干酪样坏死物；抗酸染色：查见抗酸杆菌（图2-170），请结合相关检查。

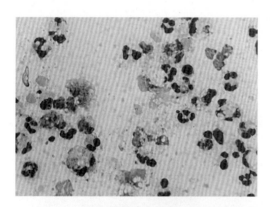 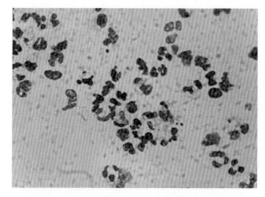

图2-169　关节液，中性粒细胞，瑞-吉染色，×1000　　　　　　图2-170　关节液，抗酸杆菌，抗酸染色，×1000

【细胞形态学检查提示】
胸水细胞学：以成熟淋巴细胞为主，建议完善结核相关检查。
关节液细胞学：以中性粒细胞为主，抗酸染色：查见抗酸杆菌，请结合相关检查。
【临床诊断】
皮肤结核病。
【病例分析】
结核病是由结核分枝杆菌（Mtb）引起的传染性疾病，是全球的第十三大死因之一，95%以上的死亡发生在发展中国家。结核病的常见病灶是肺脏，但Mtb也可以感染身体其他部位，如大脑、脑膜、脊髓、皮肤、内脏器官和泌尿生殖系统。皮肤结核（CTB）是一种由结核分枝杆菌引起的皮肤损伤。

Mtb感染的主要病原学诊断方法有抗酸染色、结核分枝杆菌培养、干酪样肉芽肿组织学活检，但这些方法存在敏感性低，培养周期长等不足。免疫学方法如基于细胞免疫的Mtb干扰素释放试验（TB-IGRA）可以区分结核分枝杆菌感染和卡介苗接种，但不能区分活动性结核病和潜伏性结核感染。此外，延迟的抗体免疫应答常导致结核病早期诊断的假阴性，常见共同抗原引起的交叉反应无法区分结核分枝杆菌和非结核分枝杆菌。二代测序（NGS）费用昂贵，不宜作为常规诊断方法。

该例患者以贫血伴原因不明发热入院，且有长期的高血压、周围动脉粥样硬化和社区获得性肺炎病史，经验性使用抗生素效果不明显。初次手指关节脓肿引流液只送检革兰氏染色和普通细菌培养而未进行抗酸染色，导致错过了首次发现病原体的机会。胸水细胞学检查首先提示结核感染可能，为疾病的诊断提供了方向。第二次关节脓肿引流液床旁直接涂片，染色后发现有干酪样坏死物及抗酸杆菌，宏基因组测序结果提示结核分枝杆菌感染，关节脓肿引流液培养30天后，结核分枝杆菌培养阳性，最终结核诊断明确。

（提供：罗燕萍 莫红梅；审核：夏万宝）

病例43 肺泡灌洗液检出癌细胞

【病例资料】

患者男，51岁。因"发现左下肺占位2小时"入院。患者2小时前在我院查胸部CT提示左肺下叶占位，性质待定，为进一步诊治收住院。血常规：WBC $7.01×10^9$/L，N 68.5%，RBC $5.21×10^{12}$/L，Hb 155g/L，PLT $263×10^9$/L。血清生化：未见明显异常。血肿瘤标志物：CEA 7.90ng/ml↑，CA125 43.07U/ml↑。

1.影像学和病理科检查 胸部X线：两肺纹理增多，右膈面欠光整，右侧肋膈角变钝，建议必要时CT检查。胸部CT：左肺下叶占位性病变，建议增强CT检查。纤维支气管镜刷片病理科检查：（左肺下叶）涂片未见明显癌细胞。

2.BALF常规细胞形态学检查 外观淡黄色，微浑，红细胞计数$1000×10^6$/L，有核细胞计数$270×10^6$/L；有核细胞分类：巨噬细胞30%，淋巴细胞16%，中性粒细胞10%，嗜酸性粒细胞14%，纤毛柱状上皮细胞30%。形态描述：涂片查见少量异常细胞（图2-171～图2-174），考虑癌细胞，请结合临床。

【细胞形态学检查提示】

涂片查见异常细胞，考虑癌细胞，建议相关检查。

【临床诊断】

左肺浸润性腺癌。

【病例分析】

患者以"左肺下叶占位"收住院，临床考虑鉴别诊断的疾病有：①肺恶性肿瘤；②肺结核球；③肺良性肿瘤；④其他。为进一步明确诊断，行支气管镜检查，BALF常规细胞学涂片：可见聚集成团，呈葡萄状、腺腔样排列的细胞，考虑癌细胞，为临床诊

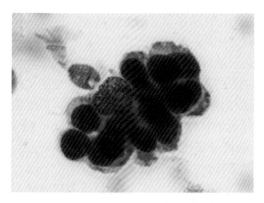

图2-171　BALF，癌细胞，瑞-吉染色，×1000

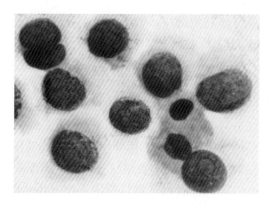

图2-172　BALF，癌细胞，瑞-吉染色，×1000

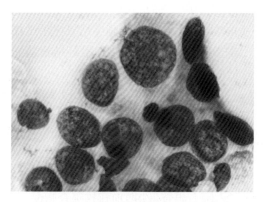

图2-173　BALF，癌细胞，瑞-吉染色，×1000

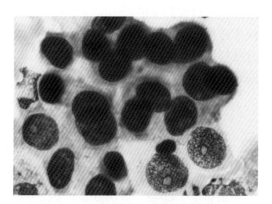

图2-174　BALF，癌细胞，瑞-吉染色，×1000

断提供了强有力的证据。临床综合分析考虑"左肺下叶癌"，行左肺下叶切除术。术中冷冻病理检查：（左肺下叶）浸润性腺癌，遂清扫淋巴结，放置引流管。

肺癌是临床上发病率较高的一种恶性肿瘤疾病，临床治疗过程相对较复杂，想要提高患者临床疗效，改善患者病情及预后，早期诊断和治疗是关键。本例患者属于早期肺癌，胸部X线检查未发现异常，胸部CT提示占位性病变。支气管刷片送检病理科，未见明显癌细胞，BALF送检检验科进行常规细胞学检查发现癌细胞。支气管肺泡灌洗是纤维支气管镜检查的一部分，可获得纤维支气管镜所不能探及的细胞学标本。与刷片检查相比较，肺泡灌洗液的优势是对支气管镜可视范围之外的病变部位取材，从而提高肺癌检出的阳性率。

（提供：刘超群；审核：朱凤娇）

病例44　肺泡灌洗液检出癌细胞及抗酸杆菌

【病例资料】

患者女，68岁。因"咳嗽、咳痰7天"入院。7天前感冒后出现咳嗽，咳痰，痰色白，量多，伴发热，体温在38.6℃左右。血常规：WBC 7.45×10⁹/L，N 71.3%，RBC

3.70×10^{12}/L↓，Hb 109g/L↓，PLT 260×10^9/L。血清肿瘤标志物：CA19-9 41.95U/ml↑，CA242 22.04U/ml↑，SCC 3.03ng/ml↑，余肿瘤标志物均在正常范围。

1.影像学和病理科检查　胸部增强CT：左肺结节（肿瘤性病变？），请结合临床，建议穿刺活检；左肺上叶肺气肿、肺大疱；左肺上叶支气管扩张伴少许炎症；两肺散在纤维增殖灶。纤维支气管镜检查：（左上肺）黏膜慢性炎。纤维支气管镜刷片病理科检查：涂片未找到核异质细胞。

2.BALF常规细胞形态学检查　外观无色，微浑，红细胞计数2000×10^6/L，有核细胞计数1300×10^6/L；有核细胞分类：巨噬细胞12%，淋巴细胞7%，中性粒细胞80%，嗜酸性粒细胞1%。形态描述：涂片经瑞-吉染色，查见恶性肿瘤细胞（图2-175～图2-177），涂片经抗酸染色，查见抗酸杆菌（图2-178）。

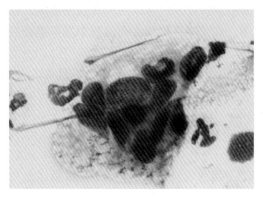

图2-175　BALF，癌细胞，瑞-吉染色，×1000

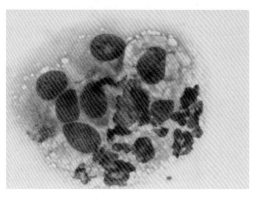

图2-176　BALF，癌细胞，瑞-吉染色，×1000

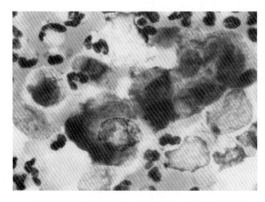

图2-177　BALF，癌细胞，瑞-吉染色，×1000

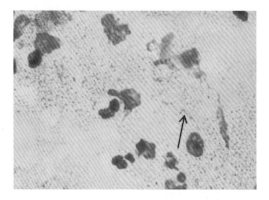

图2-178　BALF，抗酸杆菌，抗酸染色，×1000

【细胞形态学检查提示】
涂片查见癌细胞，抗酸染色：查见抗酸杆菌，请结合临床和相关检查。
【临床诊断】
①肺癌；②肺结核。

【病例分析】

本病例属于疑难病例，以"肺部感染"就诊，抗感染治疗效果不佳，临床诊断不明确，呼吸科会诊，建议支气管镜检查。BALF常规细胞学涂片：查见异常细胞，该类细胞聚集成团，胞体大小不一，胞质灰蓝色，着色不均，胞核呈圆形、椭圆形、不规则形，核染色质粗糙，核仁清晰可见，考虑癌细胞。患者发热，两肺有散在纤维增殖灶，常规抗感染治疗效果不佳，加做抗酸染色，发现抗酸杆菌，加查T-SPOT检查为阳性。最后诊断为：①肺癌；②肺结核。

肺癌合并肺结核患者，因症状交叉重叠较多，易造成漏诊，一旦漏诊会延误治疗，影响患者的生存时间和生存质量。对发热甚至高热，而常规抗感染治疗无效者，应尽早完善抗酸杆菌或结核杆菌DNA检查。本例诊断的突破点在于BALF常规细胞学检查，该检查比纤支镜检查、刷片检查阳性率高，更易检出癌细胞，同时，通过抗酸染色，发现抗酸杆菌，为临床诊断提供有价值的信息。BALF涂片不仅可以用于查找癌细胞，也可以用于寻找细菌、真菌、抗酸杆菌、寄生虫等，在感染性肺部疾病诊断中发挥重要的价值。

（提供：刘超群；审核：朱凤娇）

病例45　肺泡灌洗液检出病毒包涵体

【病例资料】

患儿男，2月龄。因"咳嗽7天，发热1天"入院，初步诊断：支气管肺炎。血常规：WBC $9.63×10^9$/L，N 14.2%↓，L 77.6%↑，RBC $2.82×10^{12}$/L↓，Hb 83g/L↓，PLT $237×10^9$/L。CRP 0.73mg/L，PCT 0.11ng/ml。尿常规、粪便常规、血清生化均未见明显异常。咽拭子和BALF呼吸道病原体13项PCR检测：呼吸道合胞病毒阳性，其余病原体（博卡病毒、冠状病毒229E/0C43/NL63/HRU1、甲型流感病毒、乙型流感病毒、副流感病毒、腺病毒、鼻病毒、肺炎支原体、衣原体、偏肺病毒）均为阴性。BALF巨细胞病毒DNA阴性。BALF培养：金黄色葡萄球菌300cfu/ml。

1.影像学和支气管镜检查　胸部CT：双肺多发病变，考虑感染合并部分病灶实变。支气管镜检查：支气管内膜炎症。

2.BALF常规细胞形态学检查　外观无色、浑浊，有核细胞计数$1377×10^6$/L；有核细胞分类：中性粒细胞3%，淋巴细胞27%，巨噬细胞70%。形态描述：涂片可见较多纤毛柱状上皮细胞，淋巴细胞比例升高，部分巨噬细胞胞质中可见病毒包涵体（图2-179，图2-180），HE染色亦查见病毒包涵体（图2-181，图2-182）。

【细胞形态学检查提示】

涂片查见病毒包涵体，请结合相关检查。

【临床诊断】

①支气管肺炎；②呼吸道合胞病毒感染；③中度贫血。

【病例分析】

BALF是通过纤维支气管镜对支气管以下肺段、亚肺段水平用无菌生理盐水反复灌洗，回收获取的肺泡表面衬液样本。BALF细胞学检查在呼吸系统感染性、肿瘤性疾病

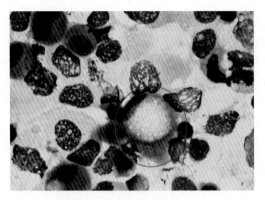

图2-179　BALF，病毒包涵体，瑞-吉染色，×1000

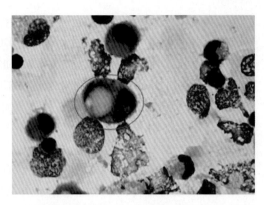

图2-180　BALF，病毒包涵体，瑞-吉染色，×1000

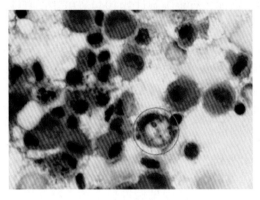

图2-181　BALF，病毒包涵体，HE染色，×1000

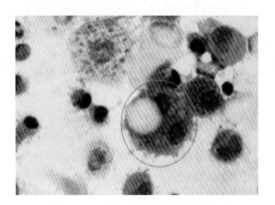

图2-182　BALF，病毒包涵体，HE染色，×1000

诊断方面有重要的临床价值。

　　病毒包涵体是病毒性肺炎的重要特征，常出现于增生的上皮细胞和多核巨细胞内，嗜碱性或嗜酸性，呈圆形或椭圆形，周围可见明显空晕。包涵体在细胞内出现的位置常因感染病毒的种类不同而异，腺病毒、单纯疱疹病毒和巨细胞病毒感染时，病毒包涵体常出现于受感染细胞的核内并呈嗜碱性；呼吸道合胞病毒感染时，常见于细胞质中，呈嗜酸性；麻疹肺炎时则胞核和胞质内均可见到病毒包涵体。本病例是2月龄婴儿，BALF细胞学检查发现病毒包涵体细胞，有核细胞分类淋巴细胞比例升高，提示病毒性感染。病毒性包涵体可作为病毒性疾病诊断的重要依据，结合患儿咽拭子和BALF分子生物学方法检出呼吸道合胞病毒，临床诊断为支气管肺炎、呼吸道合胞病毒感染。

（提供：罗小娟　曹　科　黄　涛；审核：窦心灵）

病例46　肺泡灌洗液检出病毒包涵体及肺孢子菌

【病例资料】

　　患儿男，3月龄。因"巨细胞病毒感染10余天（外院诊断），咳嗽、气促1周"入院，初步诊断：①巨细胞病毒感染；②支气管肺炎。血常规：WBC 40.27×10^9/L↑，N

27.1%，L 66.1%，RBC $3.96 \times 10^{12}/L \downarrow$，Hb 86g/L↓，PLT $278 \times 10^9/L$。CRP 2.1mg/L。尿常规、粪便常规、凝血常规、血清生化均未见异常。淋巴细胞亚群：$CD3^+T$ 26.64 %，$CD4^+T$ 15.91%，$CD8^+T$ 8.77%，B 35.41%，NK 39.19%。CMV抗体：CMV-IgG 2003.4U/ml↑，CMV-IgM 0.001U/ml（45天前）；CMV-IgG 16.8 U/ml，CMV-IgM 29.9↑U/ml（入院后）。CMV-DNA：（尿）3.37×10^8cps/ml↑；（全血）8.23×10^4cps/ml↑；（BALF）3.46×10^5cps/ml↑。百日咳、肺炎支原体、衣原体、呼吸道合胞病毒、流感病毒等呼吸道病原体检查均阴性。

1. 影像学和病理科检查　胸部X线检查：两肺纹理增粗，右肺透过度稍增高，两肺野可见弥漫性高密度影，边缘模糊，可见支气管充气征，两肺感染性病变。胸部CT：两肺纹理增多，紊乱，可见多发大片模糊片絮影，部分呈磨玻璃样改变，小叶间隔增厚，其内可见支气管充气征，实质及间质肺炎。

2. BALF常规细胞形态学检查　外观无色、微浑，有核细胞计数 $1044 \times 10^6/L$；有核细胞分类：中性粒细胞24%，淋巴细胞6%，巨噬细胞70%。形态描述：涂片瑞-吉染色见较多纤毛柱状上皮细胞，见成堆的耶氏肺孢子菌包囊及滋养体（图2-183，图2-184），滋养体呈散在或成簇分布，形态不规则，云雾状，胞核紫红色，胞质淡蓝色；包囊呈圆形或椭圆形，包囊壁不着色、透明，环状或似晕圈状，囊内可见囊内小体、紫红色的核和浅蓝色的胞质。查见病毒包涵体（图2-185）。六胺银染色见较多耶氏肺孢子菌包囊（图2-186），囊壁黑色或棕褐色，呈圆形或不规则形，如塌陷的乒乓球状，囊壁较厚处可呈括号状、逗点状；囊内小体和滋养体不着色。

【细胞形态学检查提示】

①涂片查见肺孢子菌包囊及滋养体，请结合临床；②查见病毒包涵体，建议相关检查。

【临床诊断】

①X连锁重症联合免疫缺陷症；②耶氏肺孢子菌肺炎；③巨细胞病毒肺炎；④呼吸衰竭。

【病例分析】

此病例为3月龄幼童重症肺炎，通过简单的BALF细胞学检查，瑞-吉染色发现成

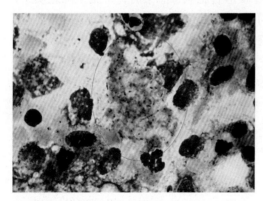

图2-183　BALF，肺孢子菌，瑞-吉染色，×1000

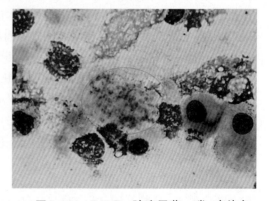

图2-184　BALF，肺孢子菌，瑞-吉染色，×1000

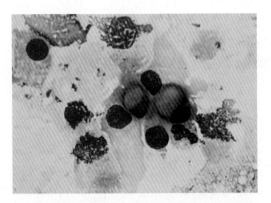

图2-185 BALF，病毒包涵体，瑞-吉染色，×1000

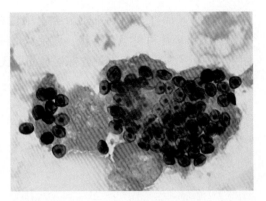

图2-186 BALF，肺孢子菌包囊，六胺银染色，×1000

堆的耶氏肺孢子菌，同时查见病毒包涵体，六胺银染色发现耶氏肺孢子菌包囊，及时、准确的报告为临床救治赢得宝贵的时间。本病例中这种少见病原体的双重感染，也提示临床有必要进一步行免疫缺陷基因检查，为患儿今后的诊治、感染性疾病预防提供依据。形态学检查是病原学检查的金标准之一，时间上早于培养、分子生物学等方法，在指导临床诊断和治疗方面发挥了重要作用。

瑞-吉染色可作为耶氏肺孢子菌初筛的染色方法，因操作简便，可推广使用。六胺银染色是耶氏肺孢子菌的特异性染色，可作为诊断依据。而作为形态学检验人员，需掌握这两种染色条件下的肺孢子菌形态特征，才能进行正确识别，为临床提供可靠的检查结果。

（提供：曹 科 罗小娟 毛晓宁；审核：窦心灵）

病例47 肺泡灌洗液检出肺孢子菌

【病例资料】

患者女，40岁。因"确诊急性髓系白血病4个月余，异基因造血干细胞移植术后1个月余"入院。初步诊断：①急性髓系白血病；②异基因造血干细胞移植术后；③巨细胞病毒血症；④口腔黏膜溃疡。血常规：WBC 0.98×10^9/L↓，N 75.5%↑，RBC 2.42×10^{12}/L↓，Hb 75g/L↓，PLT 23×10^9/L↓。CRP 71.09mg/L↑，PCT 0.13ng/ml↑。血清生化：TP 48.4g/L↓，ALB 31.9g/L↓，AST 36.3U/L，ALP 138.4U/L↑，GGT 163.3U/L↑，GLU 9.20mmol/L↑，LDH 350.9U/L↑，PA 111.9mg/L↓。血清G试验：233.50pg/ml↑。肺泡灌洗液EBV-DNA（＋），CMV-DNA（＋），HHV-6 DNA（＋），BKV-DNA（＋），JCV-DNA（＋），肺泡灌洗液培养及鉴定：溶血葡萄球菌。

1.影像学检查 胸部CT：两肺可见多发散在的斑片模糊影，部分呈玻璃样模糊影，部分呈斑片实变影及条索影，病灶以外周分布为著，以两上肺为甚，气管及大支气管通畅，双肺门及纵隔内未见增大淋巴结影，双侧胸膜局限性增厚、毛糙，邻近小叶间隔增厚，双侧胸腔少量积液影。

2.BALF常规细胞形态学检查 外观无色、微浑，红细胞计数1396×10^6/L，有核细胞计数165×10⁶/L；有核细胞分类：中性粒细胞11%，淋巴细胞28%，巨噬细胞63%。
形态描述：全片可见呈云雾状、云朵状成簇出现的物质，疑似耶氏肺孢子菌（图2-187，图2-188），六胺银染色查见着棕褐色的耶氏肺孢子菌包囊（图2-189，图2-190）。

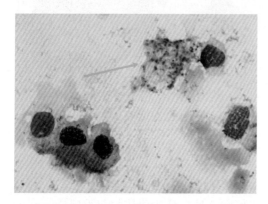

图2-187　BALF，肺孢子菌，瑞－吉染色，×1000

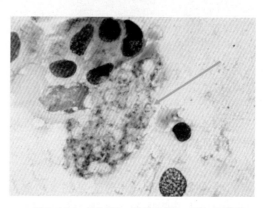

图2-188　BALF，肺孢子菌，瑞－吉染色，×1000

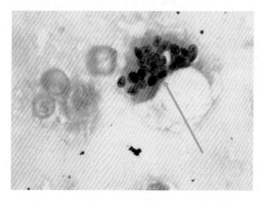

图2-189　BALF，肺孢子菌，六胺银染色，×1000

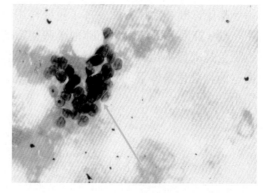

图2-190　BALF，肺孢子菌，六胺银染色，×1000

【细胞形态学检查提示】

涂片查见肺孢子菌包囊及滋养体，请结合临床和相关检查。

【临床诊断】

①耶氏肺孢子菌肺炎；②病毒性肺炎；③细菌性肺炎。

【病例分析】

本病例血常规、CRP及PCT等血液检查均提示存在感染的可能，胸部CT示肺部感染可能，并未提示哪种类型感染。BALF细胞学检查瑞－吉染色查见耶氏肺孢子菌滋养体，加做六胺银染色查见包囊，确定存在耶氏肺孢子菌感染。BALF病毒核酸检查提示EBV、CMV等5种病毒核酸结果阳性，肺泡灌洗液培养提示溶血葡萄球菌感染。

综上所述，该患者肺部可能同时存在细菌、病毒及真菌混合感染，提示我们在以后的诊疗中对于造血干细胞移植术后发现不明原因肺部感染的患者，应进行多方面检查，必要时完善肺泡灌洗液细胞学、病毒、培养及NGS测序等相关检查，综合分析才能做到精准诊治。

（提供：付兆强；审核：夏万宝）

病例48 肺泡灌洗液检出马尔尼菲篮状菌

【病例资料】

患儿男，8岁。因"咳嗽、间断发热2个月余"入院。初步诊断：弥漫性肺病。血常规：WBC 6.80×10⁹/L，N 85.3%↑，L 7.8%↓，Hb 112g/L↓，PLT 371×10⁹/L↑。CRP 31mg/L↑。血清生化：TP 76.1g/L，ALB 31.1g/L↓，GLB 45.0g/L↑，余未见明显异常。血清肿瘤标志物：AFP 0.88ng/ml，CEA 1.12ng/ml，HCG＜1.2mU/ml，NSE 47.14ng/ml↑。淋巴细胞亚群：CD3⁺T 76.74%，CD4⁺T 33.77%，CD8⁺T 25.48%，B 14.06%，NK% 3.45%，CD3⁺T 433/μl↓，CD4⁺T 187/μl↓，CD8⁺T 141/μl↓，B 81/μl，NK 20/μl↓。病原学检查：痰液抗酸杆菌涂片、咽拭子结核杆菌DNA检测等均阴性。真菌D-葡聚糖结果升高，真菌抗原三项阴性。血液EB病毒四项和DNA均阴性。呼吸道病原体13项，除鼻病毒阳性外均为阴性。

1.影像学检查 腹部超声＋腹股沟超声：左肾静脉压迫，左侧精索静脉曲张，双侧腹股沟淋巴结增大；肝脏、脾脏弥漫性增大，肝门淋巴结增大，腹膜后淋巴结增大，部分肠管壁增厚性病变。胸部增强CT：双肺多发病变伴淋巴结肿大（重症肺炎），胸腺异常及纵隔淋巴结肿大可能；左侧肩胛骨局部骨皮质似有中断，不除外骨质破坏。

2.BALF常规细胞形态学检查 外观淡红色、微浑，有核细胞计数450×10⁶/L；有核细胞分类：中性粒细胞39%，淋巴细胞20%，巨噬细胞41%。形态描述：涂片中性粒细胞和淋巴细胞比例升高，可见少量鳞状上皮细胞和纤毛柱状上皮细胞，可见少量球菌、杆菌、真菌孢子，以及吞噬细菌、真菌的细胞，其中真菌孢子核偏位，形态似马尔尼菲篮状菌（图2-191～图2-194）。

【细胞形态学检查提示】

涂片查见少量真菌孢子，形态似马尔尼菲篮状菌，请结合相关检查。

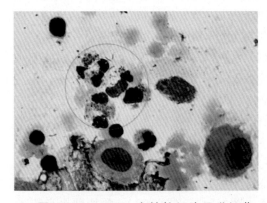

图2-191 BALF，中性粒细胞吞噬细菌，瑞-吉染色，×1000

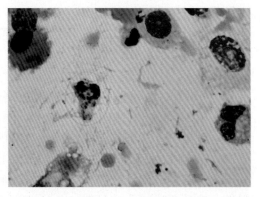

图2-192 BALF，中性粒细胞吞噬真菌孢子，瑞-吉染色，×1000

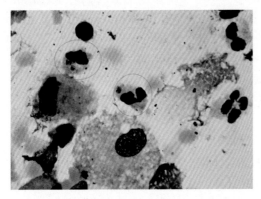

图2-193　BALF，中性粒细胞吞噬真菌孢子，瑞-吉染色，×1000

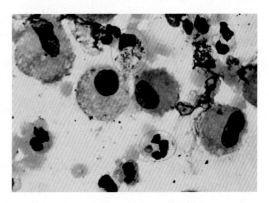

图2-194　BALF，中性粒细胞吞噬细菌、真菌孢子，瑞-吉染色，×1000

【临床诊断】

①马尔尼菲篮状菌病；②免疫缺陷病。

【病例分析】

马尔尼菲篮状菌为少见的特殊致病菌，临床上可能由于认识不足，诊断相对困难。各种导致机体免疫缺陷的原因均是其感染的高危因素。

此病例为8岁男童，临床表现为多脏器多系统受累和不典型症状：长期咳嗽、间断发热，CT示双肺多发病变，肩胛骨、肋骨骨质破坏，全身多发淋巴结肿大，肝脾大，体重下降及重度消瘦。临床首先考虑结核、肿瘤和真菌感染。BALF细胞学检查见形态似马尔尼菲篮菌的真菌，后经高通量测序和淋巴结组织培养阳性证实，进而提示临床行免疫缺陷基因检查，最终该病例明确诊断为马尔尼菲篮状菌病、免疫缺陷病。

（提供：罗小娟　曹　科　毛晓宁；审核：窦心灵）

病例49　肺泡灌洗液检出诺卡菌

【病例资料】

患者女，81岁。1周前无明显诱因出现咳嗽，呈阵发性、非痉挛性、非刺激性，咳少量黄黏痰，伴发热。既往史：曾多次以"肺部感染、支气管扩张"住院。血常规、血清生化均未见异常。痰涂片：革兰氏染色检出革兰氏阳性球菌、革兰氏阴性杆菌。

1.影像学和支气管镜检查　肺部CT：双肺炎症，右肺中叶及左肺上叶舌段肺不张或发育不良，左肺下叶及右肺中叶轻度支气管扩张。支气管镜检查：左主气管下段至左上叶、下叶开口处可见黏膜充血并有脓性分泌物。

2.BALF常规细胞形态学检查　外观呈灰白色、脓性黏液状，红细胞计数8200×10⁶/L，有核细胞计数11180×10⁶/L；有核细胞分类：巨噬细胞10%，淋巴细胞2%，中性粒细胞87%，嗜酸性粒细胞1%。形态描述：瑞-吉染色见中性粒细胞明显增多伴部分溶解坏死，查见团状长条形细菌（图2-195，图2-196），革兰氏染色见阳性、着色不均匀的丝状菌，菌丝缠绕成团（图2-197，图2-198），弱抗酸染色阳性（图2-199，图2-200）。

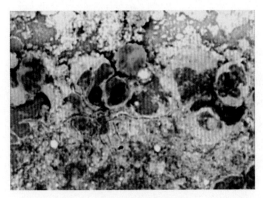

图2-195 BALF，长条形细菌，瑞-吉染色，×1000

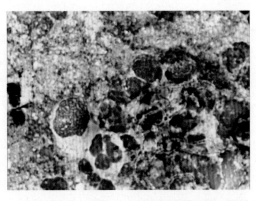

图2-196 BALF，长条形细菌，瑞-吉染色，×1000

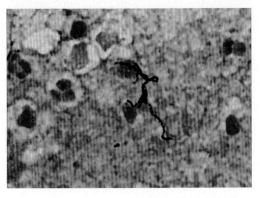

图2-197 BALF，长条形细菌，革兰氏染色，×1000

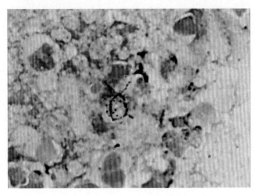

图2-198 BALF，长条形细菌，革兰氏染色，×1000

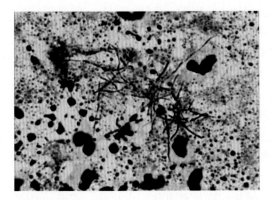

图2-199 BALF，长条形细菌，弱抗酸染色，×1000

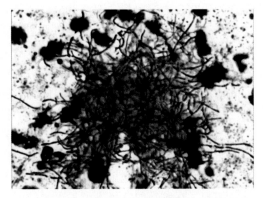

图2-200 BALF，长条形细菌，弱抗酸染色，×1000

【细胞形态学检查提示】

涂片查见大量细菌，请结合微生物培养等检查。

【临床诊断】

诺卡菌感染。

【病例分析】

诺卡菌又称奴卡菌，放线菌目，需氧革兰氏阳性杆菌，广泛分布于自然界，可经呼吸道、皮肤软组织伤口进入人体而引起感染，常见于某些进行性疾病或免疫障碍性疾病患者的晚期，尤其是罹患肺部疾病、恶性肿瘤、糖尿病、结缔组织疾病或长期应用皮质激素、免疫抑制剂及广谱抗生素的患者。诺卡菌的分离、培养是诊断的金标准，但其在培养基上生长缓慢，37℃需氧条件下需2～7天才能生长为肉眼可见的菌落，有时甚至需培养4～6周或更长时间，常规工作中检出率低、容易漏检。

诺卡菌感染的临床表现和影像学特征不典型。该病例为老年女性患者，有基础性疾病，本次入院肺部CT平扫提示斑片影增多、双肺炎症改变，但是降钙素原、CRP与白细胞总数等炎症指标均正常。该患者入院行支气管镜检查，BALF常规细胞学检查中查见中性粒细胞明显增多伴部分溶解坏死，较多团状长条形细菌，加做革兰氏染色，查见革兰氏染色阳性、着色不均匀的丝状菌，菌丝缠绕成团，疑似诺卡菌，同时抗酸染色阴性而弱抗酸染色阳性，基本确定诺卡菌并及时报告临床。后经肺泡灌洗液细菌培养证实该团状长条形细菌为诺卡菌属。

该病例由于临床表现和影像学特征不典型，细菌培养耗时较长，而BALF常规细胞学首先查见致病菌，经革兰氏染色和弱抗酸染色，疑为"诺卡菌"，后经培养证实。整个诊断过程中，凸显了常规细胞形态学检查的直观、快速、准确的优势。

（提供：陈晓婷；审核：张春莹）

病例50　肺泡灌洗液检出大量无定形碎片

【病例资料】

患者男，37岁。因"反复咳嗽、咳痰、气促5年，加重1周"入院。血常规、生化检查均正常。血气分析：pH 7.406，PO_2 50.3mmHg↓，PCO_2 37.58 mmHg。呼吸道病原体检测：副流感病毒抗体IgM定性阳性。痰涂片：见口腔常居菌，未见真菌、抗酸菌。痰培养：检出耐甲氧西林金黄色葡萄球菌（MASR）。BALF培养阴性。

1. 影像学和病理科检查　胸部CT：①考虑两肺间质性肺炎，较前均略有进展，建议随诊复查。②右肺上叶前段局限性肺气肿，右肺上叶前段结节灶。③纵隔多发稍增大淋巴结。病理科BALF细胞学检查：涂片未找到核异质细胞。

2. BALF常规细胞形态学检查　外观乳白色、浑浊，有核细胞计数$130×10^6$/L；有核细胞分类：中性粒细胞18%，淋巴细胞22%，嗜酸性粒细胞1%，巨噬细胞59%。形态描述：涂片有核细胞量少，以巨噬细胞为主，可见中性粒细胞和淋巴细胞，偶见嗜酸性粒细胞。在脏乱的背景下可见大量的无定形碎片，碎片呈点状、小片状、圆形、椭圆形、颗粒形、不规则形，着紫红色、紫蓝色（图2-201，图2-202）；PAS染色：碎片呈红色阳性，红色（图2-203，图2-204）；可见少量泡沫样巨噬细胞（图2-202），未见真菌及其他特殊异常细胞。

【细胞形态学检查提示】

涂片查见大量无定形碎片，PAS染色（＋），建议临床考虑肺泡蛋白沉积症，请结合相关检查。

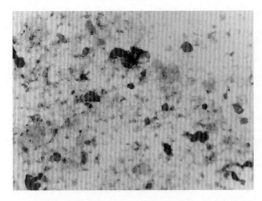

图2-201　BALF，无定形碎片，瑞-吉染色，×1000

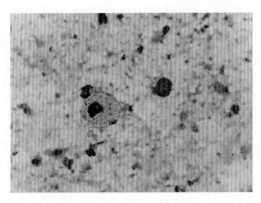

图2-202　BALF，无定形碎片，瑞-吉染色，×1000

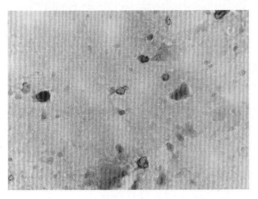

图2-203　BALF，无定形碎片，PAS染色，×1000

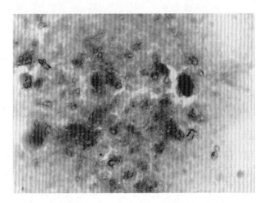

图2-204　BALF，无定形碎片，PAS染色，×1000

【临床诊断】

肺泡蛋白沉积症。

【病例分析】

肺泡蛋白沉积症（PAP）又称为磷脂沉积症，是一种病因不明的少见的肺部弥漫性病变，以肺泡腔内大量沉积磷脂蛋白样物质为特点，最早由Rosen等报道。随着纤维支气管镜和高分辨率CT的广泛应用，PAP的病例报告数不断增长。

PAP的病因及发病机制至今未完全阐明，可分为先天性、原发性、继发性3种类型。以原发性最为常见，该类型的发生机制尚不明确，有研究表明，可能是由于各种原因导致肺泡表面活性物质异常代谢、肺泡巨噬细胞功能障碍，最终使活性物质清除受损而大量沉积于肺泡腔。继发性与长期接触并吸入无机粉尘、特殊病原菌感染、患者免疫功能受损等因素有关。先天性PAP是一种常染色体隐性遗传病，由于粒细胞-巨噬细胞集落刺激因子受体链基因移位突变所致，大多数在婴幼儿或儿童期发病，也可在成年以后发病。

PAP的临床表现缺乏特异性，可出现活动后气短、进行性呼吸困难，合并感染者可有咳嗽、咳痰，极少数患者也可出现咯血、胸痛等。PAP患者胸部CT表现主要为双肺弥漫性羽毛状、斑片状、磨玻璃样改变，这种状态反映的是肺泡内充满了磷脂/蛋白质样物质。小叶间隔可有典型增厚，肺泡灌洗后肺部弥漫性改变和小叶间隔增厚可减轻。

典型的PAP患者肺部改变可表现为"地图征"和"铺路石征"。该病诊断的病理学特征有：肺活检组织、肺泡腔及细支气管腔内充满大量颗粒状、块状嗜伊红蛋白样物质，并有针状裂隙，PAS染色阳性；BALF沉渣石蜡切片，可见片状嗜伊红性细颗粒状蛋白性物质及针状裂隙，PAS染色阳性。PAP诊断的金标准是开胸肺活检，但是目前主要依靠支气管镜肺活检、影像学检查和临床表现。本例患者病程长，以咳嗽、咳痰、气促加重为主要表现，肺部CT检查未见典型"地图样"表现，辗转多家医院就诊。支气管肺泡灌洗液为典型的乳白色液体，肺泡灌洗液常规细胞学检查见大量无定形碎片，PAS染色阳性，为该病的诊断提供了依据，充分体现了检验科体液细胞形态学在疾病诊断中的重要作用，值得医疗机构开展与推广。

（提供：罗燕萍；审核：窦心灵）

病例51 肺泡灌洗液及胃液同时检出含铁血黄素细胞

【病例资料】

患儿女，3岁。因"面色苍白，低热，咳嗽2天"入院。该患儿1年前体检发现血红蛋白异常（Hb 65g/L），考虑营养性贫血，长期服用琥珀酸亚铁治疗7个月余，期间多次复查血常规，Hb升至114g/L后自行停药9个月，初步诊断：缺铁性贫血。血常规：WBC 18.4×10⁹/L↑，Hb 60g/L↓，PLT 270×10⁹/L，MCV 81.7fl，MCH 23.8pg↓，MCHC 291g/L↓，RET 6.76%↑。血清生化、免疫检查：Coombs试验阴性，G6PD酶活性正常，珠蛋白生成障碍性贫血筛查正常，血清铁2.3μmol/L↓，FER 8.7ng/ml↓，血清叶酸及维生素B₁₂正常。骨髓细胞学检查：增生性贫血（内、外铁减少）。

1.影像学及支气管镜检查　胸部CT：提示肺部感染，双侧胸膜增厚。心脏彩超：轻度三尖瓣反流。纤维支气管镜检查：支气管内膜炎症。

2.体液常规细胞形态学检查　形态描述：BALF涂片可见大量成熟红细胞及含铁血黄素细胞（图2-205～图2-207）。胃液涂片偶见含铁血黄素细胞（图2-208）。

【细胞形态学检查提示】

涂片查见含铁血黄素细胞，请结合临床和相关检查。

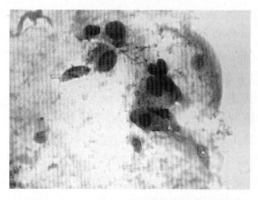

图2-205　BALF，巨噬细胞，瑞-吉染色，×1000

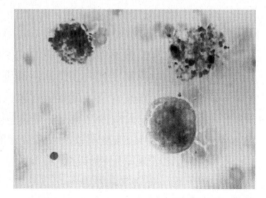

图2-206　BALF，含铁血黄素细胞，铁染色，×1000

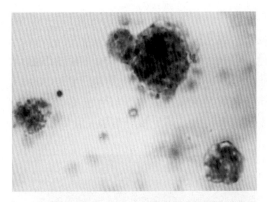

图2-207　BALF，含铁血黄素细胞，铁染色，×1000

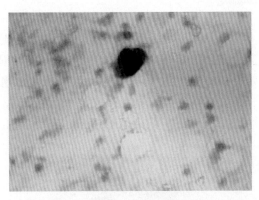

图2-208　胃液，含铁血黄素细胞，铁染色，×1000

【临床诊断】

特发性含铁血黄素沉着症。

【病例分析】

特发性含铁血黄素沉着症（idiopathic pulmomary haemosiderosis，IPH）是一种病因未明，肺内间歇出血的少见疾病。病理机制主要是肺泡内红细胞破坏后，珠蛋白被吸收，含铁血黄素沉着于肺组织引起的病理反应。临床上可表现为发热、咳嗽、痰中带血、咯血及反复贫血，甚至出现心功能不全，早期误诊率高，多次发作后，最终发展为肺纤维化。影像学检查方面，X线可表现为两肺中、下野多个边缘不清的融合性斑点状阴影或两肺粟粒状改变，但缺乏特异性。早期诊断及控制急性发作可延缓肺纤维化进程，通过在痰液、支气管肺泡灌洗液及肺活检中找到巨噬细胞中含蓝色的含铁血黄素，并排除心源性（淤血性）因素后可确诊。但痰液检查容易漏诊，肺活检对患者来说很痛苦，所以支气管肺泡灌洗液查找含铁血黄素细胞对IPH的诊断具有更高的应用价值。

肺泡灌洗液细胞检查主要针对于肺部疾病，包括感染性因素和非感染性因素所致的病变。该检查对肺泡蛋白沉积症、石棉沉着症、嗜酸性粒细胞肺疾病、恶性肿瘤、卡氏肺孢子菌肺炎等均具有诊断价值。

（提供：刘　苏　曾蒙颖；审核：曹　喻）

病例52　脑脊液检出体积较大的癌细胞

【病例资料】

患者女，48岁。2天前家属发现患者出现谵妄，自言自语，为求诊治来住院。既往史：2年前因右乳包块就诊，行穿刺诊断为乳腺癌，后行手术，病理确诊为非特殊类型浸润性乳腺癌伴导管原位癌，并予以化疗。本次入院血常规：WBC $3.98×10^9$/L↓，RBC $3.07×10^{12}$/L↓，Hb 109g/L↓，PLT $85×10^9$/L↓。血清肿瘤标志物：CEA 4.86ng/ml↑，CA125 42.47U/ml↑，CA153 63.98U/ml↑，FER 633.90ng/ml↑。脑脊液生化：CSF-P 2607.0mg/L↑，GLU 0.83mmol/L↓，Na^+ 145.8mmol/L，Cl^- 115.0mmol/L↓。脑脊液微生物涂片：查见革兰氏阳性球菌，未查见新型隐球菌。

1.影像学检查 头部（脑）MRI平扫＋增强扫查：双侧脑室周围异常信号灶，双额颞顶多发脑回样、条状强化。考虑脑脱髓鞘疾病？放化疗后反应？其他？

2.CSF常规细胞形态学检查 外观淡黄色、微浑，潘氏试验（＋＋），有核细胞计数1370×10⁶/L。形态描述：涂片有核细胞明显增多，可见较多异常细胞（图2-209～图2-212），该类细胞胞体较大；胞质丰富，部分胞质呈深蓝色或淡紫红色云雾状；胞核大、部分畸形；核染色质疏松，着紫红色，核仁多而明显；可见核分裂象。

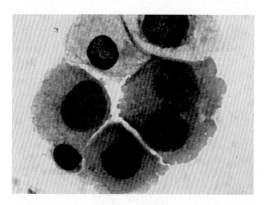

图2-209 脑脊液，癌细胞，瑞-吉染色，×1000

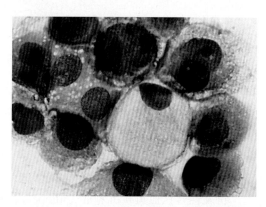

图2-210 脑脊液，癌细胞，瑞-吉染色，×1000

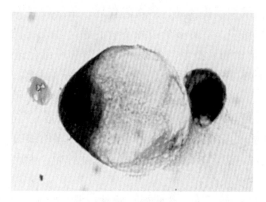

图2-211 脑脊液，癌细胞，瑞-吉染色，×1000

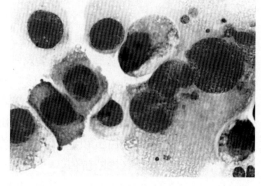

图2-212 脑脊液，癌细胞，瑞-吉染色，×1000

【细胞形态学检查提示】
涂片查见大量异常细胞，考虑癌细胞，请结合相关检查。

【临床诊断】
乳腺癌继发脑膜转移、脑膜癌病。

【病例分析】
脑膜癌病分为原发性和继发性，前者是由中枢神经系统的原发肿瘤或浸润脑膜引起；后者多见于其他系统肿瘤经血液或淋巴液转移而发生，最常见肺癌和乳腺癌转移所致。脑膜癌病缺乏特征性的临床表现，早期主要表现为头痛、呕吐、精神症状、癫痫发作等。脑膜癌病的肿瘤细胞主要沿脑膜和血管浸润，MRI检查无特征性表现，通常无占位表现，病变信号与邻近脑脊液无明显对比。由于临床特征和影像学检查缺乏特异性，脑膜癌病常易漏诊，延误诊治；而快速、简便的脑脊液细胞学检查是诊断脑膜癌的重要手段。

该病例CSF涂片中查见大量异常细胞，考虑癌细胞，建议临床相关检查。临床立即送检病理。病理科脑脊液检查：查见异形细胞，结合病史转移癌可能性大，建议免疫组化协诊。病理免疫组化报告：查见异形细胞，结合病史及免疫组化结果，符合转移性乳腺癌细胞。免疫组化结果：E-cad（＋），CK7（＋），CK20（－），ER（－），GCDEP-15（＋，个别细胞），PR（－），Her2（－），CR（－），D2-40（－），Ki-67（＋，80%）。

对于肿瘤患者，如果出现头痛、呕吐、高颅内压和脑膜刺激征阳性等症状，应高度重视，可通过CSF常规细胞学检查进行早期筛查，查找肿瘤细胞。早诊断早干预，才有助于提高患者的生存质量。

（提供：李晓红；审核：黄　俊）

病例53　脑脊液检出癌细胞

【病例资料】

患者女，54岁。因"反复头痛2个月"入院。初步诊断：紧张性头痛。血常规：WBC $2.5×10^9$/L↓，Hb 118g/L↓，PLT $197×10^9$/L。血清生化：TP 63.5g/L，ALB 37.1g/L，GGT 183U/L↑，CRP 11.94mg/L↑。血清肿瘤标志物：CA153 73.52U/L↑，CA19-9 52.38 U/L↑。脑脊液生化：TP 416 mg/L↑，GLU 4.59mmol/L↑，ADA 3.7U/L，LDH 88U/L，Cl⁻ 111mmol/L↓。脑脊液隐球菌、抗酸杆菌未检出。

1.影像学和病理科检查　颅脑增强CT：未见异常征象。病理科脑脊液检查：未找到肿瘤细胞。

2.CFS常规细胞形态学检查　外观淡黄色、微浑，红细胞计数$20×10^6$/L，有核细胞计数$50×10^6$/L。形态描述：涂片可见异常细胞（图2-213～图2-216），该类细胞胞体较大，圆形或类圆形，胞质丰富，深染，可见瘤状突起，胞核较大，多偏于一侧，圆形或类圆形，核质比高，核染色质疏松，可见核仁。

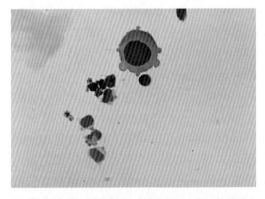

图2-213　脑脊液，癌细胞，瑞-吉染色，×1000

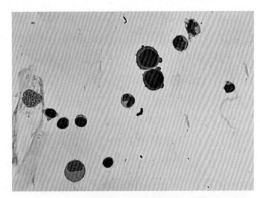

图2-214　脑脊液，癌细胞，瑞-吉染色，×1000

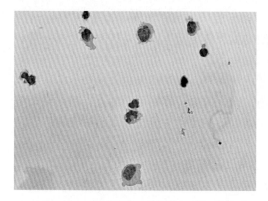

图2-215　脑脊液，癌细胞，瑞-吉染色，×1000

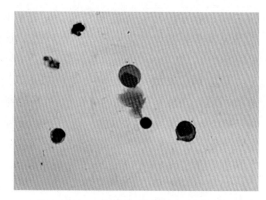

图2-216　脑脊液，癌细胞，瑞-吉染色，×1000

【细胞形态学检查提示】

涂片查见异常细胞，考虑癌细胞，建议完善相关检查。

【临床诊断】

乳腺肿瘤颅内转移。

【病例分析】

患者为中老年女性，6个月前诊断乳腺浸润性小叶癌，术后至今反复头痛2个月，头颅影像学和病理科检查均未见异常。脑脊液常规细胞学检查，发现明显异常细胞，结合临床病史，考虑恶性肿瘤脑膜转移。后完善其他检查，胸椎MRI示胸椎多发椎体及附件信号异常，提示转移性骨肿瘤。

脑脊液细胞学寻找肿瘤细胞常优于影像学检查，也能与病理科互补。通过该方法快速查找恶性细胞，有助于临床医师为患者的手术治疗或放、化疗争取更多时机。

（提供：周　麟；审核：刘超群）

病例54　脑脊液检出间皮细胞样的癌细胞

【病例资料】

患者女，34岁。因"妊娠10周，在外院行无痛人工流产术，舌下给药后突发抽搐、意识丧失"，急转我院。血常规：WBC 12.03×10⁹/L↑，N 82.4%↑，RBC 3.7×10¹²/L，Hb 113g/L，PLT 330×10⁹/L。凝血功能：PT 17.6秒↑，APTT 41.5秒↑，FDP 25.97μg/ml↑，D-Dimer 9.53μg/ml↑。血清生化：TP 48.9g/L↓，ALB 28.8g/L↓，ALT 49U/L↑，AST 39U/L↑，ALP 169U/L↑，CHE 3494U/L↓。血清肿瘤标志物：AFP 25.42ng/ml↑，CA125 212.8U/ml↑，CA724 70.89U/ml↑，CYFRA211 31.76ng/ml↑。

1.影像学和病理科检查　彩超：腹水；正常卵巢未探及，左侧及右侧附件分别探及6cm、10cm实性为主的团块，边界清，内回声不均，其内可见多发小囊暗区，周边及内可见丰富血流信号。颅脑CT、肺CT、颅脑MRI检查均未见明显异常。颅脑MRI增强检查：双侧颞叶、双侧小脑脑沟内、脑干前方软脑膜强化，炎症可能，请结合临床及实验室检查。病理科腹水细胞学：腹水见有少许异形细胞，考虑（腺）癌细胞。

2. CFS常规细胞形态学检查　有核细胞计数$25×10^6/L$。形态描述：见大量散在、成簇的异常细胞（图2-217～图2-220），该类细胞胞体增大，胞质量多，染为深蓝色，部分可见空泡，胞核大、多偏位，核染色质增粗、深染，多数可见核仁。

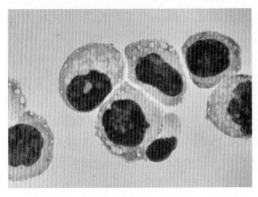

图2-217　脑脊液，恶性细胞，瑞-吉染色，×1000

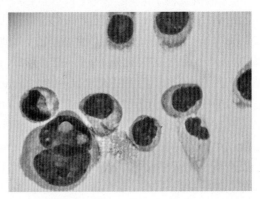

图2-218　脑脊液，恶性细胞，瑞-吉染色，×1000

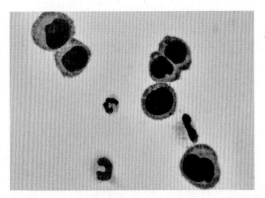

图2-219　脑脊液，恶性细胞，瑞-吉染色，×1000

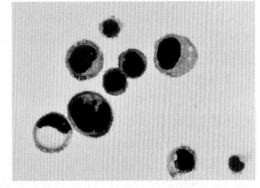

图2-220　脑脊液，恶性细胞，瑞-吉染色，×1000

【脑脊液细胞形态学检查提示】

涂片查见异常细胞，考虑癌细胞，建议完善相关检查。

【临床诊断】

脑膜转移癌。

【病例分析】

颅脑MRI增强检查能够为脑膜癌的筛查提供一些有价值的信息，但对脑膜癌的确诊特别是早期诊断帮助不大。脑脊液中查到肿瘤细胞是确诊脑膜癌的主要方法，其敏感度为70%～90%，特异度100%。

该病例的脑脊液细胞学检查发现癌细胞，临床医师依据脑脊液细胞学结果，结合临床症状及肿瘤标志物结果，考虑脑膜转移癌。脑脊液细胞形态学检查快速、直观、准确，为疾病的早期诊断、病情进展、治疗及预后评估等提供重要依据。

（提供：陈　红；审核：窦心灵）

病例 55　脑脊液检出白血病细胞

【病例资料】

患儿男，6岁。因"反复头痛8个月，多次就诊无好转，再次出现头痛，并抽搐1次"入院。初步诊断：①抽搐查因；②脑室扩张。血常规：WBC 10.69×10⁹/L↑，N 32%↓，L 62.5%↑，Hb 147g/L，PLT 102×10⁹/L。脑脊液生化：（第一次）TP 154.4mg/L，GLU 3.17mmol/L，LDH 12U/L，Cl⁻ 124.3mmol/L；（第二次）TP 315.6mg/L，GLU 3.55mmol/L，LDH 13U/L，Cl⁻ 122.6 mmol/L。微生物培养均阴性。

1.影像学检查　头颅CT：右侧大脑半球稍肿胀，左侧大脑半球轻度萎缩；双侧大脑及小脑皮质密度增高，不除外出血，大脑镰密度增高，幕上脑室扩张。头颅MRI＋增强检查：①双侧大脑半球软脑膜强化，考虑脑膜炎；②左顶叶、右侧小脑半球脑萎缩；幕上脑室扩张。

2. CSF常规细胞形态学检查　第一次CSF：外观无色、透明，潘氏试验（－），红细胞计数91×10⁶/L，有核细胞计数36×10⁶/L，未进行有核细胞分类。第二次CSF：外观无色、透明，潘氏试验（－），红细胞计数2095×10⁶/L，有核细胞计数89×10⁶/L；有核细胞分类：淋巴细胞10%，异常细胞90%。形态描述：见大量异常细胞（图2-221～图2-224），该类细胞胞体较大，胞质量少，胞核大，核浆比高，核染色质细致、疏松，部分核扭曲折叠，可见核仁。

【细胞形态学检查提示】

涂片查见异常细胞，考虑恶性细胞，请结合临床和相关检查。

【临床诊断】

急性淋巴细胞白血病（B系）。

【病例分析】

急性淋巴细胞白血病是儿童最常见的血液系统恶性肿瘤，肿瘤细胞易通过血-脑屏障侵犯中枢神经系统而引发相应症状，但是以中枢神经系统损害为首发症状的急淋却不多见，易被误诊。本案例中患儿头痛8个月余，辗转多家大医院求医未果，各项实验室

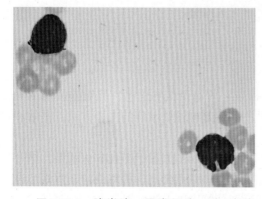

图2-221　脑脊液，异常细胞，瑞-吉染色，×1000

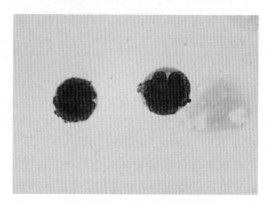

图2-222　脑脊液，异常细胞，瑞-吉染色，×1000

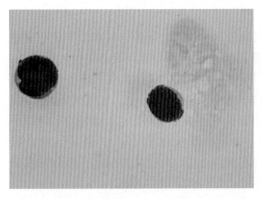

图2-223 脑脊液，异常细胞，瑞-吉染色，×1000

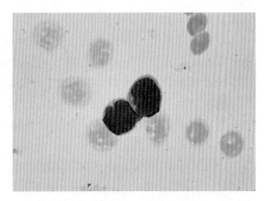

图2-224 脑脊液，异常细胞，瑞-吉染色，×1000

检查都将临床医师引入脑炎的"陷阱"之中，从而未能对患儿进行准确、及时的诊断和治疗，而CSF细胞学涂片却发现了肿瘤细胞，立即反馈临床并收集好剩余CSF，建议加测CSF白血病免疫分型，后续CSF流式和骨髓细胞学检查，明确患儿为急性淋巴细胞白血病，最终找到了使患儿头痛的病因。

反复头痛需考虑肿瘤细胞浸润，肿瘤细胞中枢浸润时常有影像学的脑膜强化表现。患儿约3个月前外院颅脑MRI显示：双侧脑沟及大脑纵裂软脑膜明显强化，右侧面神经强化，考虑浸润性病变，脑膜炎浸润？肿瘤浸润？如果当时外院能有条件做脑脊液细胞学检查，也许会发现肿瘤细胞，让患儿更早得到正确治疗。

患儿入院后的血常规结果完全正常，白细胞分类散点图未见异常，仪器无报警提示，因此未进行涂片镜检。脑脊液中发现异常细胞后，回顾性查找血常规标本并制作血涂片，偶见幼稚细胞，说明血常规结果在正常范围无报警，也有异常细胞存在的可能性，这种血涂片中异常细胞量极少时容易漏检，需要临床与实验室多沟通交流。

（提供：张 艳 曹 科 罗小娟；审核：窦心灵）

病例56 脑脊液检出大量成熟淋巴细胞

【病例资料】

患儿男，7岁。因"发热9天，排尿困难3天，抽搐1次"入院。初步诊断：颅内感染。血常规：WBC 5.4×10⁹/L，N 48.6%↓，L 41.0%，Hb 142g/L，PLT 172×10⁹/L；CRP 1mg/L；PCT 0.11ng/ml；ESR 8mm/h。血气分析：Na^+ 121mmol/L↓，余未见明显异常。血清生化：GLU 6.6mmol/L↑，CK-MB 26.3U/L↑，LDH 394U/L↑，Na^+ 122mmol/L↓，Cl^- 92.4 mmol/L↓，余无异常。体液免疫、G6PD检测、术前四项均正常。PPD试验：阴性。结核免疫分析阴性。脑脊液测压210mmH₂O（颅内高压）。CSF生化：CSF-P 833.4mg/L↑，GLU 1.99mmol/L↓，LDH 76U/L，Cl^- 105.7mmol/L↓。病原学检查：呼吸道病毒抗原7项、肺炎链球菌抗原、血培养、CSF培养均阴性。CSF肺炎支原体、肠道病毒、EB病毒、单纯疱疹病毒Ⅰ型、单纯疱疹病毒Ⅱ型、结核杆菌DNA检测均阴性。静脉血、CSF病原微生物宏基因组：未检出病毒、细菌、分枝杆菌、真菌、寄生虫、支原体、衣原体。

1. 影像学检查　腹部彩超：阑尾区未见明显包块及积液；腹腔、腹膜后未见明显肿块声像；腹腔未见明显"同心圆"包块及积液，基本排除肠套叠。腹部正位 X 线检查：腹部肠管较多肠气、积液。颅脑 CT：松果体区小钙化灶，生理性钙化可能，余未见异常。颅脑 MRI 平扫＋增强检查：双侧大脑半球软脑膜弥漫线状强化，考虑感染性病变，余脑部 MRI 未见明显异常。颈椎 MRI 平扫＋增强检查：未见明确异常，请结合临床。

2. CSF 常规细胞形态学检查　外观无色、透明，潘氏试验（＋），有核细胞计数 51×10^6/L；有核细胞分类：淋巴细胞 98%，单核细胞 2%，未见异常细胞、细菌及真菌（图 2-225，图 2-226）。抗酸染色：查见抗酸杆菌（图 2-227，图 2-228）。

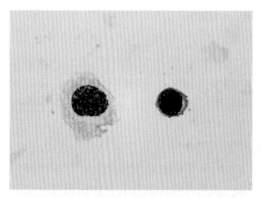

图 2-225　脑脊液，激活淋巴细胞和淋巴细胞，瑞-吉染色，×1000

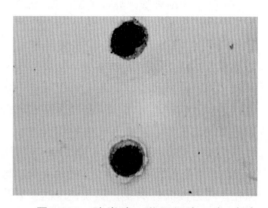

图 2-226　脑脊液，淋巴细胞，瑞-吉染色，×1000

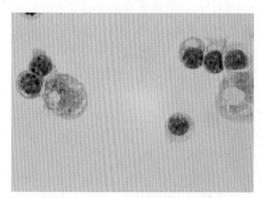

图 2-227　脑脊液，淋巴细胞和单核细胞，抗酸染色，×1000

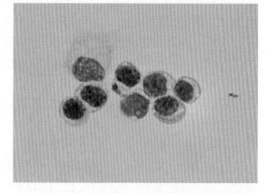

图 2-228　脑脊液，抗酸杆菌，抗酸染色，×1000

【细胞形态学检查提示】
涂片查见抗酸杆菌，请结合临床和相关检查。

【临床诊断】
结核性脑膜炎。

【病例分析】
此病例为 7 岁男童，诊断为"颅内感染"，但微生物培养、结核免疫分析、核酸检测，甚至病原微生物宏基因组检测（DNA＋RNA）均未找到病原学证据。CSF涂片抗酸染色查见抗酸杆菌（全片仅见4根抗酸杆菌聚在一起，是病原学检测的唯一直接证据），结合患儿临床表现（反复发热、食欲减退、头痛、呕吐、可疑抽搐、意识障碍、脑耗盐综合征、病情进展快）、CSF细胞学检查（淋巴细胞为主）、CSF生化（蛋白升高、糖及氯化物明显降低）和影像学检查（软脑膜弥漫线状强化），明确诊断为结核性脑膜炎。

对于感染性疾病，查找病原体，是诊断和治疗的关键环节。患者临床症状体征、CSF常规和生化检查，均高度提示结核性脑膜炎，但对于淋巴细胞反应为主的CSF标本，往往极难找到抗酸杆菌，尤其是当菌量非常少时，核酸和宏基因组等以高敏感度著称的新兴方法均可能出现阴性结果，与标本中结核菌量极少、结核菌难破壁核酸提取效率低有关。此时，若加大样本量（最好能达到5～10 ml），经离心富集后，CSF细胞形态学发现抗酸杆菌的阳性率可提高到30%。传统的细胞形态学检查仍然是病原学检查的金标准，且用时少，快于培养、分子生物学等方法，在感染性疾病的病原学诊断方面有着不可替代的价值。

（提供：罗小娟 曹 科 张 艳；审核：窦心灵）

病例57 尿液沉渣检出体积较大的癌细胞

【病例资料】

患者男，49岁。患者2个月前无明显诱因出现肉眼全程血尿，间断伴有尿频，无其他不适，患者未予重视，本次入院检查。泌尿系彩超：膀胱左侧壁低回声，建议进一步检查，前列腺增大伴囊肿。血常规正常。血清生化、免疫正常。

1.影像学和病理科检查 泌尿系造影：膀胱左后壁占位，肿瘤考虑。病理科活检诊断：（膀胱）混合性浸润性高级别尿路上皮癌和低分化神经内分泌癌。

2.尿液常规细胞形态学检查 尿隐血（＋＋＋），尿蛋白（＋），尿白细胞（±），镜检红细胞4＋/HP，镜检白细胞1＋/HP。形态描述：涂片查见少量异常细胞（图2-229，图2-230），该类细胞大小不一，胞质丰富，着色偏蓝，核巨大、畸形，核染色

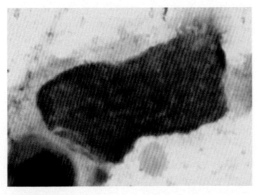

图2-229 尿液，异常细胞，瑞-吉染色，×1000

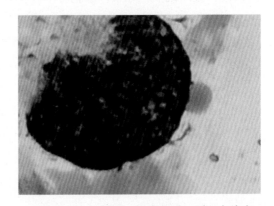

图2-230 尿液，异常细胞，瑞-吉染色，×1000

质疏松，核仁可见，数目不等。

【细胞形态学检查提示】

涂片查见异常细胞，考虑癌细胞，建议进一步检查。

【临床诊断】

膀胱癌。

【病例分析】

对长期无痛性血尿患者，建议进行尿沉渣湿片和瑞－吉染色细胞形态学检查，可提高早期泌尿系肿瘤的阳性检出率。

膀胱癌（bladder cancer，BC）是泌尿系统最为常见的恶性肿瘤。膀胱镜检查结合病理活检或传统尿脱落细胞检查一直是诊断BC的常规方法，由于前者为有创性，同时受病变体积、位置、环境和时间的限制，对BC筛查有一定的局限性。尿液常规细胞形态学作为一种非侵入性检查方法，操作简便，费用低廉，在早期诊断BC中起着重要作用。

（提供：林雪丹　柯琴剑；审核：朱凤娇）

病例58　尿液沉渣检出体积大小不一的癌细胞

【病例资料】

患者男，73岁。半个月前无诱因出现无痛性全程肉眼血尿，色鲜红，不含血块及血条，无其他不适，未诊治。后血尿症状反复出现，无明显好转，求进一步诊治，门诊拟"血尿待查"收住院。既往史：前列腺增生病史多年，未诊治。1年前于外院行右肺癌根治术。

1.影像学和病理科检查　CT检查：①左肾盂、肾盏及输尿管上端炎症可能，请结合临床相关检查及病理结果，除外肿瘤性或其他性质病变，右肾小结石。②双侧输尿管CT造影：右侧肾盂、双侧输尿管及膀胱未见明显异常。③前列腺钙化。病理科检查：高级别乳状尿路上皮癌。

2.尿液常规细胞形态学检查　尿沉渣湿片可见满视野的红细胞，并有较多体积较大的细胞。形态描述：瑞－吉染色可见大量异常细胞（图2-231～图2-234），该类细胞排列紊乱，成团或散在分布，细胞异形性明显，胞体大，胞质丰富，着色深蓝，胞核大，

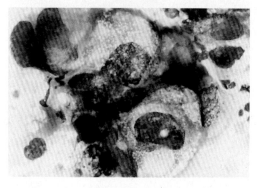

图2-231　尿液，异常细胞，瑞－吉染色，×1000

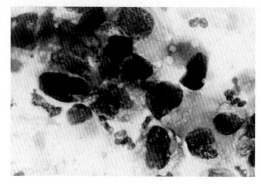

图2-232　尿液，异常细胞，瑞－吉染色，×1000

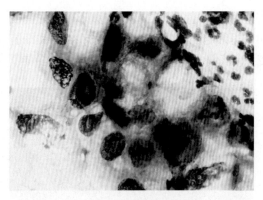

图2-233　尿液，异常细胞，瑞-吉染色，×1000

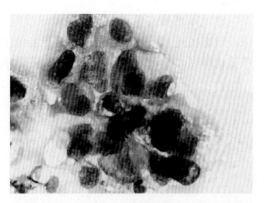

图2-234　尿液，异常细胞，瑞-吉染色，×1000

核质比高，核染色质深染且粗糙不均，核膜不规则，核仁明显，数目多个。

【细胞形态学检查提示】

涂片查见异常细胞，考虑癌细胞，建议结合病理相关检查。

【临床诊断】

尿路上皮癌。

【病例分析】

血尿是泌尿系统疾病极为重要的症状之一，引起血尿的原因众多，如泌尿系统炎症、结石、外伤、前列腺增生、膀胱肿瘤等。与其他疾病引起的血尿相比，膀胱肿瘤性血尿有两个特点：①无痛性，即患者出现血尿，但无任何疼痛症状，而泌尿系结石引起的血尿多伴疼痛，膀胱炎引起的血尿多伴有尿频、尿急、尿痛等尿路刺激症状，但如果肿瘤合并感染，也可出现尿路刺激症状；②间歇性，即血尿症状可自行停止或减轻，两次血尿出现的时间可间隔数天或数月甚至6个月，早期膀胱肿瘤引起的血尿大多是自限性的，不少患者因误认为血尿痊愈而延误诊断。

本病例通过尿液有形成分检查发现肿瘤细胞，为疾病的早期诊断及治疗提供了依据。

（提供：罗燕萍；审核：崔　燕）

病例59　尿液沉渣检出诱饵细胞

【病例资料】

患儿男，4岁。因"尿急、尿频10天"入院。多次尿常规检查提示有白细胞，尿培养：屎肠球菌阳性，给予头孢他啶抗感染后，患儿症状逐渐改善，改为头孢克肟口服序贯治疗。3天前尿液细胞学检查提示有诱饵细胞，建议临床完善相关检查。今日患儿诉尿急、尿频。尿常规检查可见红细胞，未见白细胞增多。既往史：2年前确诊为β-珠蛋白生成障碍性贫血，一直在我院规律输血治疗，1个月余前行造血干细胞移植术。血清生化、体液免疫、凝血结果均未见明显异常。大便常规未见异常。EBV-DNA和CMV-DNA阴性。BKV-DNA病毒核酸$4.64×10^7$cps/ml。JCV-DNA病毒核酸$<2.00×10^3$cps/ml。

　　尿液细胞形态学检查　多次晨尿过程中颜色由深黄色变为红色，由清晰尿变为浑浊尿。形态描述：尿液细胞学检查查见红细胞和诱饵细胞（图2-235～图2-238），该类细胞核质比增高，胞核增大，呈泡状或磨玻璃样改变，核偏位，核膜增厚，易见核内包涵体。

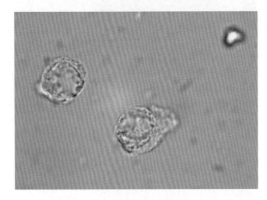

图2-235　尿液，诱饵细胞，未染色，×400

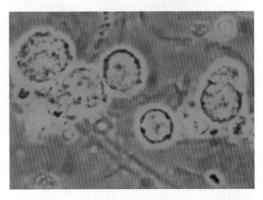

图2-236　尿液，诱饵细胞，相差显微镜，×1000

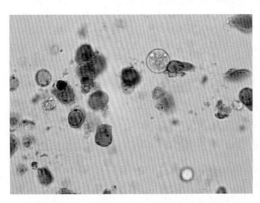

图2-237　尿液，诱饵细胞，SM染色，×400

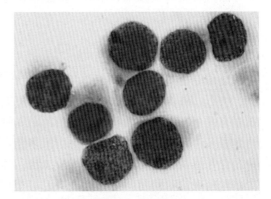

图2-238　尿液，诱饵细胞，瑞-吉染色，×1000

【细胞形态学检查提示】

涂片查见诱饵细胞，建议结合相关检查。

【临床诊断】

①β-珠蛋白生成障碍性贫血造血干细胞移植术后；②出血性膀胱炎。

【病例分析】

　　本病例患儿为重型珠蛋白生成障碍性贫血造血干细胞移植术后并发出血性膀胱炎，检验科工作人员在较早期阶段的患儿尿液中发现诱饵细胞，并提示临床该患儿可能出现多瘤病毒感染，建议临床完善尿液BK病毒和JC病毒核酸检测，最终帮助临床明确诊断。

　　出血性膀胱炎（HC）多与病毒感染关系密切，如BKV、JCV、巨细胞病毒、腺病毒等。50%～100%造血干细胞移植受者尿液中可以检测到BKV，但只有5%～15%发生HC。通过在尿液标本中查找诱饵细胞，可以及时帮助临床发现患儿是否出现病毒感染及早期HC。HC在早期干预下，能避免引起膀胱和尿路损害，同时帮助患儿早日度过移植期，直到完成免疫重建。

诱饵细胞（人多瘤病毒感染的细胞）多来源于肾小管上皮细胞或尿路上皮细胞，多见于肾移植术后长期使用免疫抑制剂的患者，以及使用类固醇药物、罹患恶性肿瘤、糖尿病的患者。诱饵细胞为圆形或类圆形单个核细胞，尿液沉渣分析仪常将其误认为小圆上皮细胞或非鳞状上皮细胞，因此当肾移植后的患者尿液中此两类细胞超出参考范围时，也需要显微镜复检，以免遗漏诱饵细胞。诱饵细胞染色后与肿瘤细胞相似，缺乏经验者常会误认为肿瘤细胞，应注意鉴别：诱饵细胞可见包涵体颗粒，胞核呈气球样向外膨出，染色质结构破坏，无核仁；而肿瘤细胞无包涵体，胞核多增大，染色质呈均匀颗粒状，多可见大而清晰的核仁。二者的鉴别除了直接湿片镜检外，还可借助相差显微镜检查，或通过S染色或SM染色等活体染色方法及瑞氏染色、巴氏染色来区分。

检验科开展尿液细胞形态学检查，可以帮助临床尽快识别并明确在造血干细胞移植过程中是否存在多瘤病毒感染，从而尽早给予有效的干预措施。尿液细胞形态学查找诱饵细胞简便、快速、结果准确，值得推广。

（提供：毛晓宁 曹 科 罗小娟；审核：窦心灵）

病例60 尿液沉渣检出药物结晶

【病例资料】

患儿女，8月龄，因"发热6天"入院。初步诊断：泌尿系统感染。血常规：WBC $15.2 \times 10^9/L$ ↑，N 78.1% ↑，L 18.0% ↓，Hb 123g/L，PLT $199 \times 10^9/L$。CRP 22.1mg/L ↑。

尿液常规细胞形态学检查 门诊尿常规（用药前）：黄色，微浑，尿蛋白（＋），亚硝酸盐（＋），白细胞酯酶（＋＋＋），白细胞557个/μl，细菌13 975个/μl，镜检未见结晶。住院尿常规（用药后）：淡黄色，微浑，亚硝酸盐（＋），尿蛋白（－），白细胞酯酶（＋），白细胞37个/μl，细菌145个/μl，镜检见大量成团或散在分布的针尖样药物结晶。

住院后尿液标本（使用抗生素第3天）离心后呈灰白色（图2-239），结合用药史（连续3天静脉注射头孢曲松钠，未使用其他药物），怀疑为头孢曲松钠药物结晶（图2-240～图2-242），查阅文献后证实。

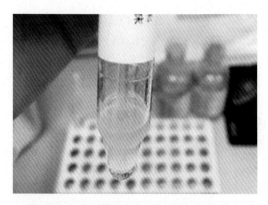

图2-239 **尿液离心后沉渣呈灰白色**

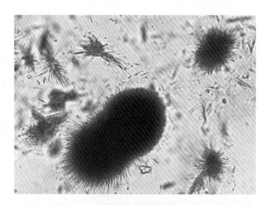

图2-240 **尿液，药物结晶，光学显微镜，×400**

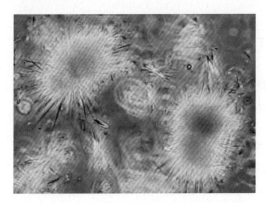

图2-241　尿液，药物结晶，相差显微镜，×400

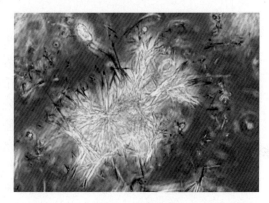

图2-242　尿液，药物结晶，相差显微镜，×400

【细胞形态学检查提示】

涂片查见大量针尖样结晶，考虑药物结晶，请结合临床。

【病例分析】

本案例住院后尿常规标本经离心，尿沉渣呈灰白色，可见大量针尖样结晶，考虑药物结晶，与临床沟通得知患者用头孢曲松钠药物3天，后与临床医师交流，建议减少抗生素剂量或更换抗生素，同时碱化尿液，多饮水，避免了患儿发生肾损伤的可能。尿液中出现大量针样药物结晶可导致血尿、结石及肾功能损伤等问题。儿童较成人更容易出现药物结晶，与儿童用药更易超量、药物代谢慢、肾脏代偿能力较差、患儿饮水较少等因素有关。B超检查能在肾脏或尿道等部位发现结晶，但是有些细小的结晶不易被发现，而且B超检查费用高，而尿液细胞形态学检查是一种快速便宜的检查，对肾脏和泌尿系统疾病诊断和鉴别诊断有很好的临床应用价值。

（提供：黄　涛　曹　科　张　艳；审核：窦心灵）

病例61　粪便检出畸形核的癌细胞

【病例资料】

患者男，64岁。因"半年来无明显诱因出现血便，伴排便习惯改变，1天数次，体重下降约5kg"入院。血常规：WBC 6.30×10^9/L，N 57%，L 30%，E 6%，RBC 4.6×10^{12}/L，Hb 114g/L↓，PLT 373×10^9/L↑。尿常规：PRO（±）↑，BIL（＋）↑。血清生化：TP 48.4g/L↓，ALB 26.9 g/L↓，PA 74 mg/L↓。胸腔积液肿瘤标志物：CEA 3.210μg/L。

1.影像学和病理科检查　腹部MRI：直肠管壁普遍不规则增厚，DWI呈高信号，明显强化；考虑直肠癌，盆腔及双侧腹股沟多枚小淋巴结。病理科直肠活检：腺癌Ⅱ级，侵及肠壁全层，未见明确脉管侵犯，环周切缘（－），两手术断端未见肿瘤组织累及，肠系膜淋巴结未见肿瘤组织转移。

2.粪便常规细胞形态学检查　粪便生理盐水涂片：可见大量红细胞，脓细胞及不明细胞团。不明细胞团体积巨大，有一定折光性，从形态上与红细胞团和脓细胞团有明显的区别，考虑不属于同一种类型细胞（图2-243，图2-244）。瑞-吉染色涂片：细胞有单个散在或成堆分布。形态描述：散在细胞胞体大，胞质着深蓝色，核质比高，胞核畸形，核染色质深染；成堆细胞，相互融合，边界不清，考虑肿瘤细胞（图2-245～图2-248）。

【细胞形态学检查提示】

涂片查见异常细胞，考虑癌细胞，请结合相关检查。

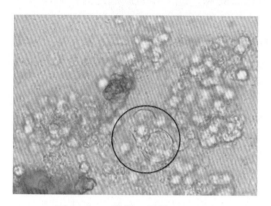

图2-243 粪便，湿片，×400

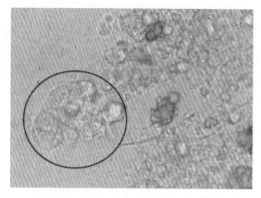

图2-244 粪便，湿片，×400

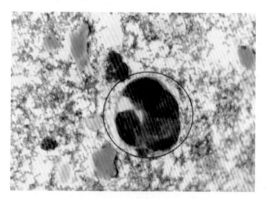

图2-245 粪便，异常细胞，瑞-吉染色，×1000

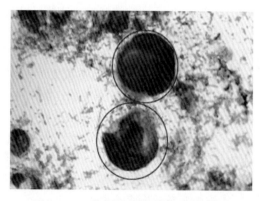

图2-246 粪便，异常细胞，瑞-吉染色，×1000

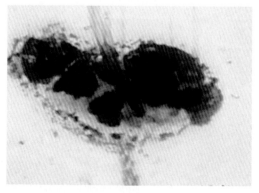

图2-47 粪便，异常细胞，瑞-吉染色，×1000

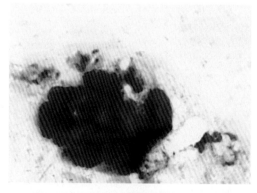

图2-248 粪便，异常细胞，瑞-吉染色，×1000

【临床诊断】

直肠腺癌。

【病例分析】

该病例为老年男性患者，有便血，粪便常规细胞学检查找到恶性肿瘤细胞，立即电话联系临床，建议相关检查。后续MRI检查考虑直肠癌，进一步直肠病理活检确诊为直肠腺癌。

粪便见血可见于痔、肛裂、直肠或结肠息肉、溃疡性结肠炎、痢疾、直肠癌等。粪便细胞学检查无创、快速地协助临床找到病因，为临床诊断和鉴别诊断提供了重要的依据，值得推广。

（提供：曹　喻；审核：刘超群）

病例62　粪便检出癌细胞

【病例资料】

患者男，70岁。5天前无明显诱因出现便血，每次量不等，无其他不适，拟"下消化道出血"收住院。血常规：WBC 16.46×10^9/L↑，Hb 95g/L↓，PLT 158×10^9/L。CRP 76.61mg/L↑。血清肿瘤标志物：AFP、CEA、CA19-9均在正常范围。

1.影像学及病理科检查　腹部CT（第一次）：提示乙状结肠肠壁增厚，周围渗出性改变，考虑炎性肠病，请结合肠镜及治疗后复查排除合并肿瘤。腹部CT（第二次）：提示乙状结肠占位，考虑结肠癌累及周围脂肪间隙及膀胱左后壁；乙状结肠邻近肠系膜旁多发小淋巴结。胃肠镜（第一次、第二次）：乙状结肠CA可能。病理科检查（第一次）：考虑高级别上皮内瘤变。病理科检查（第二次）：考虑腺癌。

2.粪便常规细胞形态学检查　两次粪便常规检查：发现异常细胞团。形态描述：镜下可见异常细胞（图2-249～图2-252），该类细胞成团或成堆，体积偏大，部分细胞胞体不完整，核质比偏高，强嗜碱性，核仁大而明显。

【细胞形态学检查提示】

第一次粪便细胞查见异常细胞，请结合临床。

第二次粪便细胞查见异常细胞，考虑癌细胞，请结合相关检查。

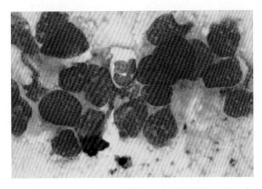

图2-249　第一次粪便，异常细胞，瑞-吉染色，×1000

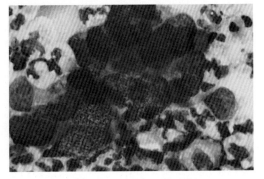

图2-250　第一次粪便，异常细胞，瑞-吉染色，×1000

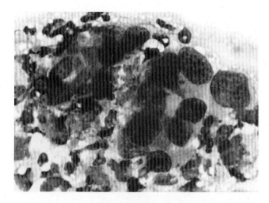

图2-251 第二次粪便，异常细胞，瑞-吉染色，×1000

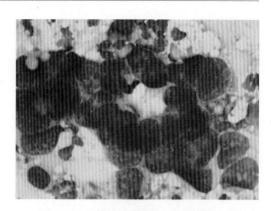

图2-252 第二次粪便，异常细胞，瑞-吉染色，×1000

【临床诊断】

乙状结肠癌。

【病例分析】

该病例诊断过程中，第一次住院，虽粪便细胞涂片及胃肠镜均考虑恶性肿瘤，但由于取材、制片等原因，病理检查结果为高级别上皮内瘤变，临床最终以证据未充分，仅采取对症治疗。两个半月后，患者由于无法得到准确诊治仍持续出现血便而再次就诊，检验科第一时间再次在粪便中发现肿瘤细胞，此次病理科诊断为腺癌。

在该病例中，可以看出创伤性采集样本检查会因为取材、制片等因素导致结果与实际有偏差。粪便中寻找恶性肿瘤细胞，属于非创伤性取材，可以多次采样，多次制片，多次寻找，增加检出率，这一点明显优于有创性取材。脱落细胞的形态同组织病理学一样重要，在粪便中看异常细胞时，要及时制片染色，及时与临床交流，为临床提供诊疗依据和进一步检查的方向。

（提供：薛勇达 谢书琳；审核：蔡清华）

病例63 肺穿刺组织检出癌细胞

【病例资料】

患者男，25岁，行第三脑室后部肿瘤显微切除术＋硬脑膜修补术＋颅骨修补术后，转院治疗。血常规：WBC $6.8×10^9$/L，N 87.5%↑，RBC $4.29×10^{12}$/L，Hb 140g/L，PLT $230×10^9$/L。血清生化：PCT 0.03ng/ml，hs-CRP 0.2mg/dl。血清肿瘤标志物：AFP 3.27ng/ml，CEA 2.4ng/ml，HCG 404.63U/L，NSE 9.93ng/ml。

1.影像学和病理科检查 颅脑CT：额部呈术后改变，双侧额部颅骨内板下方示带状稍低密度影，右侧额叶-侧脑室术道呈斑片状稍低密度影，左侧示一分流管留置，至左侧侧脑室前角，术区示一类圆形稍高密度影，周围示斑片状稍低密度影，并示一结节状致密影，双侧侧脑室无扩大，脑池、脑沟未见增宽，中线结构居中，左侧额部示分流阀影。胸部X线：胸廓对称，双肺示多发棉团状结节状影，边界模糊；纵隔不宽，肺门不大，心影大小形态未见异常，双侧膈面光滑，肋膈角锐利；鼻饲管置入改变；左侧深静脉置管，至胸8椎体水平；脑室腹腔分流管置入改变。

2. 肺穿刺细胞学检查　形态描述：镜下可见大量异常细胞（图2-253～图2-256），细胞聚集成团，胞体增大，胞质深染，呈嗜碱性，可见大量空泡；胞核大而畸形，核染色质疏松。

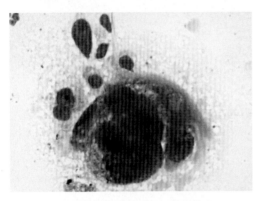

图2-253　肺穿刺组织，异常细胞，瑞-吉染色，×1000

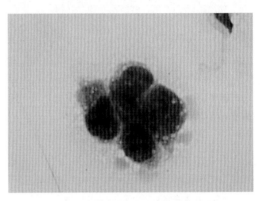

图2-254　肺穿刺组织，异常细胞，瑞-吉染色，×1000

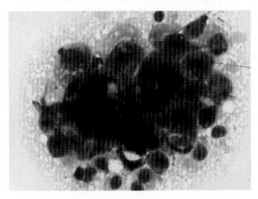

图2-255　肺穿刺组织，异常细胞，瑞-吉染色，×1000

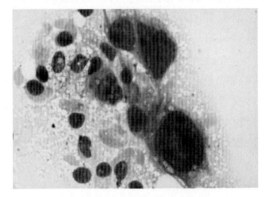

图2-256　肺穿刺组织，异常细胞，瑞-吉染色，×1000

【细胞形态学检查提示】

涂片查见异常细胞，考虑癌细胞，请结合相关检查。

【临床诊断】

原发性颅内绒毛膜癌。

【病例分析】

该病例患者，因头晕头痛起病，当地医院诊断为松果体区占位性病灶并梗阻性脑积水，行急诊手术，术后病理支持：混合性生殖细胞肿瘤，小灶区域为生殖细胞瘤（约占5%），大部分区域为绒毛膜癌（约占95%）。转院后肺部病灶逐渐增多扩大，纤维支气管镜检查及胸部CT检查曾考虑肺部感染，但未考虑恶性病变，可能在临床中"肺部肿瘤颅脑转移"形式较多见，而"颅脑原发肿瘤转移至身体其他部位"少见，从而影响了临床初步诊断。

绒毛膜癌常见于20～40岁育龄妇女，多发于子宫内；男性起病十分罕见，本例的原发性颅内绒毛膜癌（primary intracranial choriocarcinoma，PICCC），在临床上极为罕见，占原发性颅内生殖细胞肿瘤的3%～5%。PICCC病灶常位于松果体和鞍上区，临床多表现为不同程度的头晕头痛，血清HCG显著升高。

（提供：叶远羊；审核：曹　喻）

病例64　淋巴结穿刺液检出癌细胞

【病例资料】

患者男，65岁。因"右侧锁骨上淋巴结肿大"入院。查体：双侧颈部、双侧腋下及双侧腹股沟均有肿大淋巴结。声音嘶哑，自述声门息肉。既往史：甲状腺癌手术史。

1.影像学和病理科检查　初诊时甲状腺及颈部淋巴结超声：甲状腺双侧叶回声异常（TI-RADS：4A～4B类），右侧颈部淋巴结多发异常回声，考虑肿大淋巴结伴钙化，建议行进一步检查，密切随诊。初诊时甲状腺活检细胞学检查：右侧甲状腺髓样癌，右侧淋巴结转移；免疫组化：CT（＋），CgA（＋），Syn（＋）。本次颈部淋巴结超声：右侧颈部多发低回声，考虑异常淋巴结，建议进一步检查。本次病理科右侧锁骨上肿物细胞学检查：见恶性肿瘤细胞，倾向甲状腺髓样癌细胞，请结合临床病史。

2.淋巴结细针穿刺涂片常规细胞形态学检查　形态描述：镜下见细胞质丰富，单个散在或大小不一的细胞团，因细胞膜不清晰而呈合体样结构。细胞呈浆细胞样，胞核呈圆形或梭形，部分细胞可见较长的胞质突起。多数细胞较均一，可见少量巨大的肿瘤细胞，该类细胞核呈圆形或椭圆形，常偏位，核染色质粗颗粒状，部分细胞可见2～4个核仁；胞质量多少不定，边缘不清楚，与背景融合，部分胞质内含多少不等的细小粉红色颗粒或少量空泡。可见淀粉样物质，呈稠厚的无定形胶质（图2-257～图2-262）。

【细胞形态学检查提示】

涂片查见异常细胞，考虑癌细胞，请结合临床和相关检查。

【临床诊断】

右侧甲状腺髓样癌伴右侧淋巴结转移。

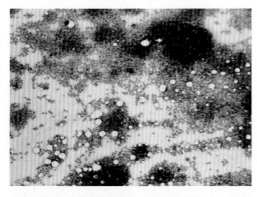

图2-257　淋巴结穿刺液，瑞-吉染色，×100

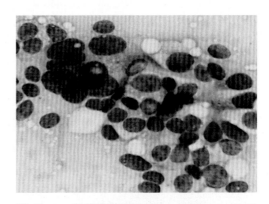

图2-258　淋巴结穿刺液，瑞-吉染色，×1000

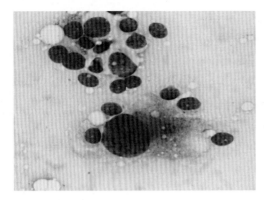

图 2-259　淋巴结穿刺液，瑞－吉染色，×100

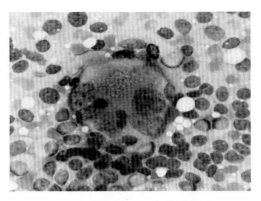

图 2-260　淋巴结穿刺液，瑞－吉染色，×1000

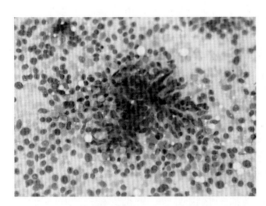

图 2-261　淋巴结穿刺液，瑞－吉染色，×100

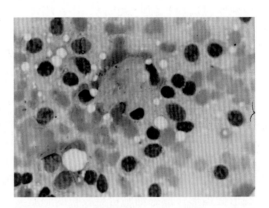

图 2-262　淋巴结穿刺液，瑞－吉染色，×1000

【病例分析】

　　该患者全身多发性肿大淋巴结，包括双侧颈部、锁骨上、双侧腋下和双侧腹股沟淋巴结肿大，大小不一，从2cm到5cm不等，肿物质地较硬，活动度不佳。患者否认住院手术史，进食无哽噎、声音嘶哑，自述喉部有息肉，初步考虑为喉部恶性肿瘤淋巴结转移的可能。

　　镜下穿刺细胞很有特点：①细胞量多，团状、网状和散在并存，细胞较均一，以稍增大的细胞为主，可见瘤巨细胞。②胞核可见假包涵体，胞质可见粉红色的细小颗粒，背景中可见淀粉样物质。以上特点都符合甲状腺髓样癌的特征，这与临床的初步考虑不一致。于是找来患者家属了解病史，其女告知患者两年前曾在我院做过甲状腺癌手术，患者本人不知为恶性肿瘤。回顾患者病历，5年前因阵发性胸闷气短入院，检查有甲状腺肿物，手术病理诊断为右侧甲状腺髓样癌。

　　甲状腺髓样癌又称滤泡旁细胞癌，C细胞癌，起源于C细胞，能分泌降钙素，占所有甲状腺恶性肿瘤的5%～10%。约50%的患者就诊时已有淋巴结转移，15%～25%的病例以肺、骨、肝等远处转移为首发症状，应与非霍奇金淋巴瘤、恶性黑色素瘤转移等疾病相鉴别。

　　该患者本人否认病史和手术史的原因，我们不得而知，但是同时提醒在临床实际工作中应注重与患者及其家属沟通，结合其他检查、病例资料等综合分析，多总结，避免漏诊、误诊。

（提供：马　雷；审核：窦心灵）

病例65　胸部包块穿刺液检出恶性细胞

【病例资料】

患儿女，7岁。因"发现淤斑5天，前胸部肿块"入院，外院肿块穿刺细胞学检查：可见异常细胞。患者未确诊，后转入我院。血常规：WBC 8.70×10⁹/L，N 87.7%↑，RBC 3.64×10¹²/L，Hb 96g/L↓，PLT 399×10⁹/L↑。血清生化：TP 62.23g/L↓，ALB 34.24g/L↓，PA 224.99mg/L↓，LDH 332.33U/L↑，CRE 26.21μmol/L↓，UA 826.22μmol/L↑，K⁺ 2.75μmol/L↓，Cl⁻ 92.07mmol/L↓，Ca²⁺ 3.44mmol/L↑，Mg²⁺ 0.64mmol/L↓。血清肿瘤标志物：AFP＜1.1U/ml，CEA＜0.50ng/ml，CA125 8.20U/ml，CA153 2.80U/ml，CA19-9 13.00U/ml，NSE 24.58ng/ml↑。骨髓流式细胞免疫分型：表达CD56、CD81、CD9，部分表达HLA-DR、CD235a、GD2、CD13，不表达CD45、CD33、CD38、CD34、CD117、CD11b、CD64、MPO、CD10、CD19、CD15、CD7、CD2、CD16、CD14、CD4、CD71、Ki-67、CD8、CD30、CD57、CD36、cCK、CD61、CD42b、CD41、CD3；可疑为非造血系统来源肿瘤。

胸部包块穿刺液常规细胞形态学检查　形态描述：可见成团及散在分布的异常细胞（图2-263，图2-264），细胞大小不一，胞质量中等，胞核大，核形不规则，核染色质疏松颗粒状，核仁1～4个。

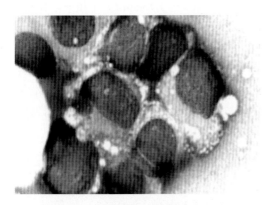
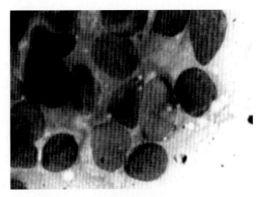

图2-263　胸部包块穿刺液，异常细胞，瑞-吉染色，×1000

图2-264　胸部包块穿刺液，异常细胞，瑞-吉染色，×1000

【细胞形态学检查提示】

涂片查见异常细胞，考虑恶性细胞，建议结合病理免疫组化检查。

【临床诊断】

横纹肌肉瘤。

【病例分析】

横纹肌肉瘤是起源于横纹肌细胞或向横纹肌细胞分化的间叶细胞的一种恶性肿瘤，是儿童软组织肉瘤中最常见的一种。横纹肌肉瘤发病率次于恶性纤维组织细胞瘤和脂肪肉瘤，居软组织肉瘤的第三位。胚胎型横纹肌肉瘤，多发于8岁前儿童（平均年龄为6岁）。

该病例先后就诊多所大型医院均无明确诊断，转入我院后，首次进行骨髓穿刺细胞形态学检查、流式细胞免疫分型，经过病例讨论、形态学辨别及查阅相关资料，初步诊断为横纹肌肉瘤骨髓浸润，同时建议临床对胸部肿物进行穿刺细胞学及病理检查，穿刺细胞学检查发现异常细胞，病理免疫组化检查：Myogenin（＋），Myo-D1（＋），CD20（－），CD3（－），CD56（＋），CD1a（－），MPO（－），TDT（－），Ki-67（70%＋），原位杂交：EBER（－），诊断：符合胚胎性横纹肌肉瘤（中间型），从而进一步验证了穿刺细胞学在疑难疾病中的诊断作用及意义。

（提供：杨春辉；审核：崔　燕）

病例66　上臂肿物穿刺液检出恶性细胞

【病例资料】

患者男，78岁，因"发现左上臂肿物2个月"入院，自觉胀痛不适。查体：左上臂内侧可触及大小约6cm×8cm大小的椭圆形肿物，质硬，表面光滑，边界欠清，活动度差，局部压痛。近1个月来肿物逐渐增大。血常规：WBC 6.51×10⁹/L，N 58.5%，RBC 4.25×10¹²/L↓，Hb 126g/L，PLT 276×10⁹/L。血清生化：TP 60.32g/L↓，ALB 32.61g/L↓，AST 14.46U/L↓，PA 165.71mg/L↓，K⁺3.49mmol/L↓。

1.影像学和病理科检查　超声检查：发现肌层可见低回声区，形态不规则，可见血流信号，建议进一步检查。CT检查：发现左上臂内侧可见肿物，边界不清，考虑恶性可能性大，建议结合MRI检查。病理免疫组化检查：SMA（＋），Desmin（少量＋），S-100（－），EMA（－），Myo-D1（－），Myogenin（－），BCL-2（少量＋），CD34（－），CD99（＋），Ki-67（70%＋），诊断：符合平滑肌肉瘤。

2.上臂肿物穿刺液常规细胞形态学检查　形态描述：可见少数成团及散在分布的异常细胞（图2-265～图2-268），该类细胞胞体大小不一，明显畸形，呈长梭形，两端较长，中间较宽，边界不清；胞质丰富，着色偏蓝；胞核大小不一，呈椭圆形或明显畸

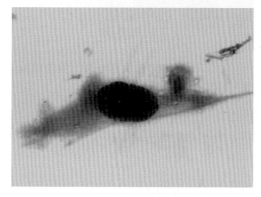

图2-265　穿刺液，异常细胞，瑞-吉染色，×1000

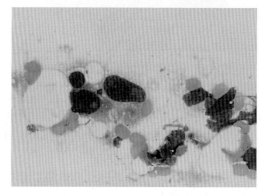

图2-266　穿刺液，异常细胞，瑞-吉染色，×1000

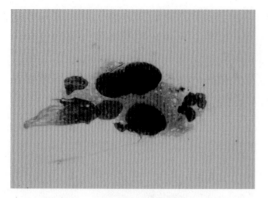

图2-267 穿刺液，异常细胞，瑞-吉染色，×1000

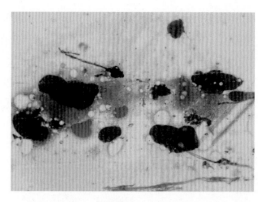

图2-268 穿刺液，异常细胞，瑞-吉染色，×1000

形，可见核仁。

【细胞形态学检查提示】

涂片查见异常细胞，形态学似肉瘤细胞，请结合临床和相关检查。

【临床诊断】

平滑肌肉瘤。

【病例分析】

平滑肌肉瘤是源于肠壁平滑肌、肠壁血管平滑肌或肠壁黏膜肌的恶性间叶组织肿瘤，占所有软组织肿瘤的5%～10%，以直肠平滑肌肉瘤最多见，约占大肠平滑肌肉瘤的85%。常见发病部位为腹膜后区，可有疼痛。发生于下腔静脉的平滑肌肉瘤因部位不同而症状各异。平滑肌肉瘤除局部浸润邻近器官和组织外，血行播散是最主要的转移途径。

软组织平滑肌肉瘤常发生于中老年患者，40～60岁年龄段为高发，年轻人也可发生，儿童罕见。可发生于腹膜后（最常见的腹膜后恶性肿瘤）、外周软组织（最常见于下肢，尤其是大腿部）或大血管壁（主要是中等或大静脉）。最常见的发病部位是腹膜后区，肿瘤较大，女性多见。

（提供：杨春辉；审核：崔　燕）

病例67　肺穿刺液检出上皮样细胞及大量抗酸杆菌

【病例资料】

患者男，60岁。患者8个月前因"喘息"就诊于某院，发现右肺上叶占位，当时考虑肺结核可能性大。后转至结核病医院就诊，排除结核病，期间未经任何诊治。患者20天前于我院复查胸部CT示：右肺上叶占位，肺癌可能性大。为求进一步诊治，门诊以"右肺上叶占位病变"收入院。血常规：WBC 7.48×10⁹/L，N 61.90%，Hb 149.0g/L，PLT 202.0×10⁹/L。尿常规：正常。血清生化：TP 58.85g/L↓，GLB 18.77 g/L↓，TBA 12.23μmol/L↑，其余均正常。血清肿瘤标志物：CEA、CYFRA211、NSE均在正常范围。

1.影像学和病理科检查　胸腹部CT：右肺上叶结节，肺癌可能性大；双肺多发小结节，随诊；右肺下叶钙化灶；双肺上叶肺气肿；左肺尖少许炎症及索条灶；主动脉钙化；冠状动脉高密度灶，请结合临床；纵隔内多发小及稍大淋巴结；脂肪肝；肝左叶低密度灶，建议增强。病理科（右肺上叶结节）穿刺组织：可见干酪样坏死，周边见少许类上皮细胞，不能除外结核，请结合临床，必要时可行结核杆菌DNA检测。

2.肺穿刺液细胞涂片检查　瑞-吉染色可见大量坏死组织，少量类上皮样细胞和吞噬细胞（图2-269，图2-270）；抗酸染色查见大量抗酸杆菌（图2-271，图2-272）。

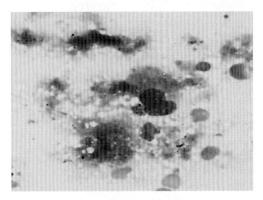

图2-269　肺穿刺标本，瑞-吉染色，×1000

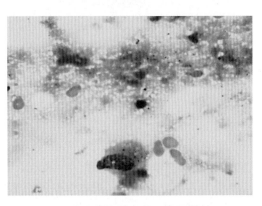

图2-270　肺穿刺标本，瑞-吉染色，×1000

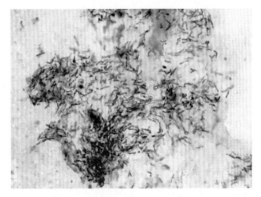

图2-271　肺穿刺标本，抗酸杆菌，石炭酸复红抗酸染色，×1000

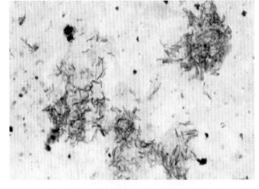

图2-272　肺穿刺标本，抗酸杆菌，石炭酸复红抗酸染色，×1000

【肺穿刺细胞形态学检查提示】

涂片可见大量坏死组织，少量类上皮细胞，抗酸染色查见大量抗酸杆菌，请结合相关检查。

【临床诊断】

肺结核。

【病例分析】

该患者经三家综合性医院肺部CT检查均怀疑肺癌，结核病医院排除结核病，肺穿刺细胞学检查发现大量坏死组织，可能是结核、真菌感染或肿瘤等引起的坏死，因偶见类上皮样细胞，所以细胞学更倾向结核，于是将瑞-吉染色涂片脱色后加做石炭酸复红抗酸染色，查到大量抗酸杆菌，为患者疾病诊断提供准确的依据，找到了肺占位的真正原因。

　　近5年来，在本院的肺穿刺及纤维支气管镜刷检涂片细胞学检查中，虽然有时仅送检一张涂片，但如果在涂片中查见Langhans细胞、类上皮样细胞、淋巴细胞、中性粒细胞、坏死组织等疑似结核性炎症的细胞类型，即使临床医师没有申请结核菌检查的医嘱，实验室人员也会将瑞-吉染色的涂片脱色后再进行抗酸染色。到目前为止，在肺穿刺、纤维支气管镜刷片常规细胞学检查中共检出抗酸杆菌阳性50多例，真菌感染4例。在这些病例中，有的患者是先在综合医院怀疑结核病而转到结核病医院，但结核病医院反而怀疑肿瘤又转到本院，在我们的帮助下查到抗酸杆菌确诊肺结核病后，又转回结核病医院就诊。在工作中多做一点，就能及时为临床医师提供诊断依据，使患者能够及时确诊，尽早治疗，为患者减轻精神和经济负担。

（提供：赵成艳；审核：夏万宝）

病例68　阴道分泌物检出癌细胞

【病例资料】

　　患者女，50岁。近1个月来无明显不适出现阴道分泌物中有血丝，色鲜红，量极少，无其他不适，未引起重视。本次单位体检，在做阴道分泌物常规时，查见异常细胞，为进一步诊治，遂住院。血常规：WBC 5.71×10⁹/L，N 92%↑，RBC 3.45×10¹²/L↓，Hb 94g/L↓，PLT 404×10⁹/L↑。血清生化：TP 70g/L，ALB 34.5g/L↓，A/G 0.97，PA 128mg/L↓。血清肿瘤标志物：AFP 5.2ng/L，CEA 2.250μg/L，CA125 26.3U/ml，CA153 15.3U/ml，CA19-9 11.4U/ml，FER 121.1μg/L。阴道分泌物检查：棕色标本，清洁度Ⅲ度，pH 5.00↑，白细胞酯酶（+++）↑，过氧化氢阳性，阴道白细胞（+++）↑，阴道上皮细胞（+）↑，红细胞（+）↑。

　　1.影像学和病理科检查　腹部CT：子宫未见显示；盆腔积液；双侧腹股沟区多发小淋巴结。全腹部增强CT：子宫颈强化不均匀，疑子宫颈、子宫体病变。建议做MRI检查。

　　2.阴道分泌物常规细胞形态学检查　形态描述：查见大量中性粒细胞，可见异常细胞（图2-273～图2-276），该类细胞胞体较大，胞质较清亮，有细小空泡，胞核较大，畸形，核质比高，可见较大核仁。

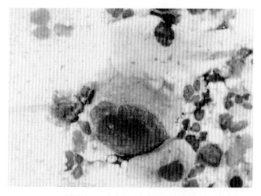

图2-273　阴道分泌物，异常细胞，瑞-吉染色，×1000

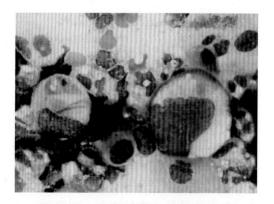

图2-274　阴道分泌物，异常细胞，瑞-吉染色，×1000

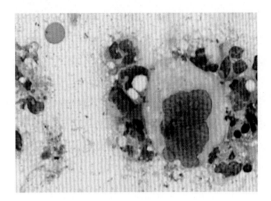

图2-275 阴道分泌物，异常细胞，瑞-吉染色，×1000

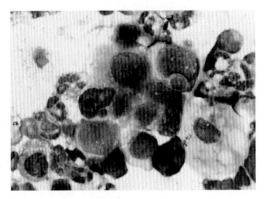

图2-276 阴道分泌物，异常细胞，瑞-吉染色，×1000

【细胞形态学检查提示】

查见异常细胞，考虑癌细胞，请结合临床和相关检查。

【临床诊断】

（宫颈）鳞状细胞癌。

【病例分析】

患者发现阴道分泌物有血丝，由于没有其他特殊症状，未引起重视。本次单位体检阴道分泌物检查，查见恶性肿瘤细胞，考虑癌细胞，建议行相关检查。后续患者腹部CT检查提示双侧腹股沟区多发小淋巴结。全腹部增强CT提示疑子宫颈、子宫体病变，建议做MRI检查。最终病理确诊为鳞癌。

患者在体检中意外发现肿瘤细胞，解释了之前一直分泌物中有血丝的原因，并且提示临床进一步的检查，为疾病的诊断起到了极其重要的作用。由于体检中血清肿瘤标志物等检查完全正常，如果未进行阴道分泌物常规细胞形态学检查，也无法找到阴道分泌物中出现血丝的真正原因。此外，影像学检查和病理检查的及时性都不及分泌物常规细胞形态学检查。阴道分泌物常规检查虽收费低，无须先进仪器，但作为一项有诊断价值的检查，需引起重视。

（提供：曹　喻；审核：刘超群）

病例69　咳出物检出癌细胞

【病例资料】

患者男，83岁。近6个月干咳，偶有咳出物；数日前咳出酷似"桃胶样"组织块。既往史：6年前肾透明细胞癌切除手术史。血常规：WBC $4.78×10^9$/L，RBC $4.47×10^{12}$/L，Hb 144g/L，PLT $182×10^9$/L。ESR 13mm/h。hs-CRP 1.9mg/L。凝血全套检查：均正常。血清肿瘤标志物：SCC 1.70ng/ml，CYFRA211 3.44ng/ml↑，AFP、CEA、NSE在正常范围内。

1.影像学和病理科检查　胸部CT：双肺多发转移灶。咳出组织块（图2-277），病理会诊建议：结合病史、形态学及免疫组化符合肾透明细胞癌转移。

2.咳出物常规细胞形态学检查　形态描述：可见多量异常细胞（图2-278～图2-280），细胞呈片状分布，体积较大，多边形或不规则形；细胞质淡灰色，部分有透明感，多数有小空泡。多数细胞核为不规则圆形，大小不一，核染色质粗粒状或粗网状，有1～2个较清晰的核仁。

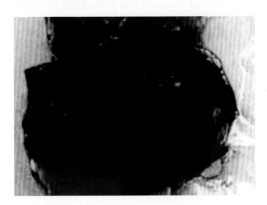

图2-277　咳出物（约25mm×15mm）

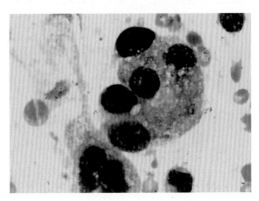

图2-278　咳出物，异常细胞，瑞-吉染色，×1000

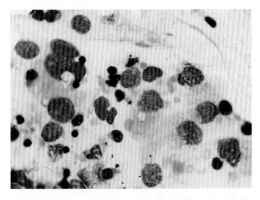

图2-279　咳出物，异常细胞，瑞-吉染色，×1000

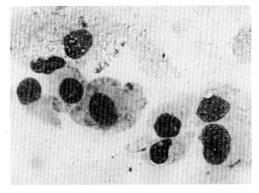

图2-280　咳出物，异常细胞，瑞-吉染色，×1000

【细胞形态学检查提示】

涂片查见异常细胞，考虑恶性细胞，请结合临床和相关检查。

【临床诊断】

肾透明细胞癌肺转移。

【病例分析】

该患者自6年前肾透明细胞癌手术切除后健康状况一直良好。6个月前偶有干咳及感觉胸闷，影像学检查发现肺部多发转移灶，但不能确定是否为肾透明细胞癌转移，考虑到患者83岁高龄不敢贸然进行肺穿刺活检。检验人员将咳出物进行细胞学印片，发现大量异常细胞，然后行病理组织学检查，经过上级医院细胞学和病理学联合会诊，明确诊断为肾透明细胞癌肺转移，确定了组织类型，很快为患者制订和实施了精准的靶向药物治疗方案，病情得到及时控制。

肾透明细胞癌是肾癌中发病率最高且最常见的一种病理类型，占 70% ～ 80%，发病年龄高峰在 50 ～ 70 岁。肾透明细胞癌是起源于肾小管上皮细胞的一种腺癌，血行转移快，约 1/3 患者在诊断肾癌时已转移至肺、骨、肝及脑等。但肿瘤转移至肺致支气管堵塞，且咳出物经常规细胞形态学、病理及免疫组化检查证实为肾透明细胞癌转移的病例，非常罕见。

（提供：高菊兴　冯玉玲；审核：蔡清华）

第三章

体液形态学图片

体液形态学图片3-1～图3-70。

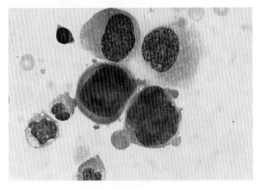

图3-1　胸水，腺癌细胞，瑞－吉染色，×1000

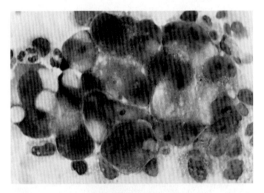

图3-2　胸水，腺癌细胞，瑞－吉染色，×1000

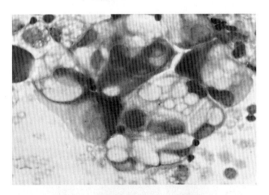

图3-3　胸水，腺癌细胞，瑞－吉染色，×1000

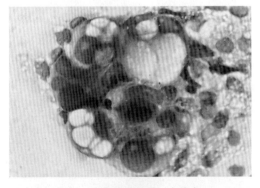

图3-4　胸水，腺癌细胞，瑞－吉染色，×1000

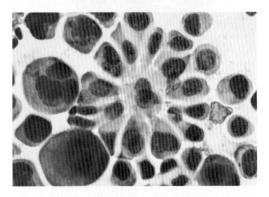

图3-5　胸水，腺癌细胞，瑞－吉染色，×1000

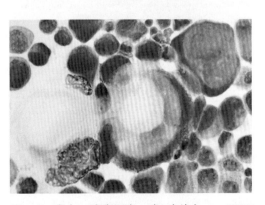

图3-6　胸水，腺癌细胞，瑞－吉染色，×1000

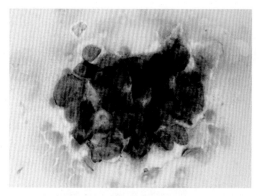

图3-7 胸水，腺癌细胞，瑞-吉染色，×1000

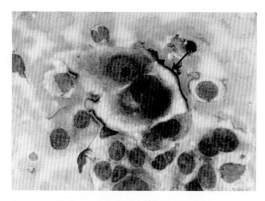

图3-8 胸水，腺癌细胞，瑞-吉染色，×1000

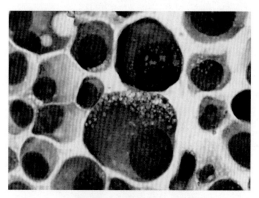

图3-9 胸水，腺癌细胞，瑞-吉染色，×1000

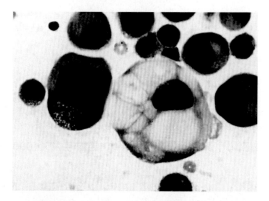

图3-10 胸水，腺癌细胞，瑞-吉染色，×1000

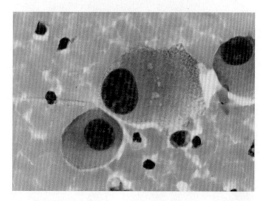

图3-11 胸水，腺癌细胞，瑞-吉染色，×1000

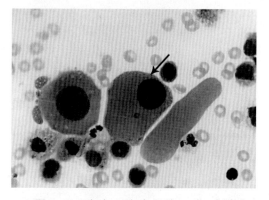

图3-12 胸水，腺癌细胞，瑞-吉染色，×1000

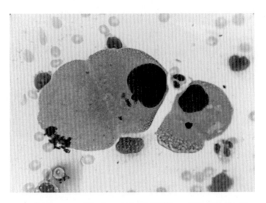

图3-13　胸水，腺癌细胞，瑞-吉染色，×1000

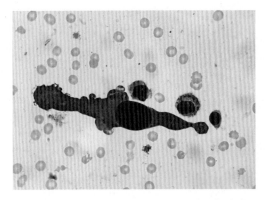

图3-14　胸水，腺癌细胞，瑞-吉染色，×1000

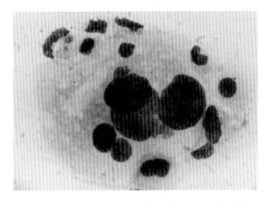

图3-15　胸水，腺癌细胞，瑞-吉染色，×1000

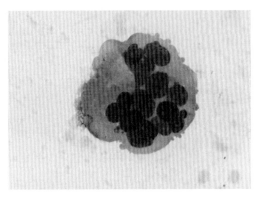

图3-16　胸水，腺癌细胞，瑞-吉染色，×1000

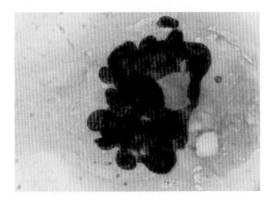

图3-17　胸水，腺癌细胞，瑞-吉染色，×1000

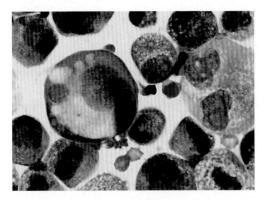

图3-18　胸水，腺癌细胞，瑞-吉染色，×1000

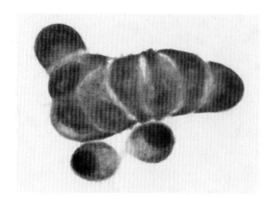

图3-19 胸水，腺癌细胞，瑞-吉染色，×1000

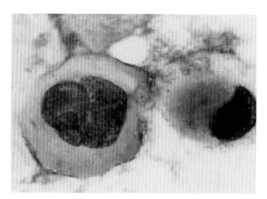

图3-20 胸水，鳞癌细胞，瑞-吉染色，×1000

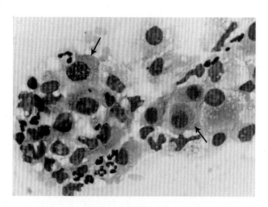

图3-21 胸水，鳞癌细胞（箭头），瑞-吉染色，×1000

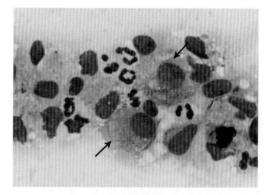

图3-22 胸水，鳞癌细胞（箭头），瑞-吉染色，×1000

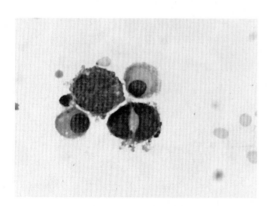

图3-23 胸水，小细胞癌细胞，瑞-吉染色，×1000

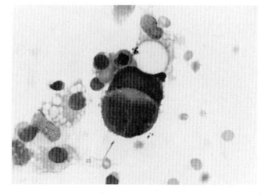

图3-24 胸水，小细胞癌细胞，瑞-吉染色，×1000

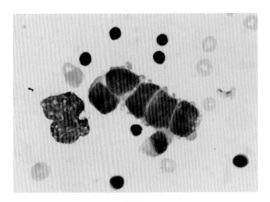

图3-25 胸水，小细胞癌细胞，瑞-吉染色，×1000

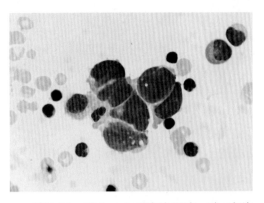

图3-26 胸水，小细胞癌细胞，瑞-吉染色，×1000

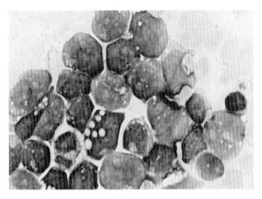

图3-27 胸水，髓系原始细胞，瑞-吉染色，×1000

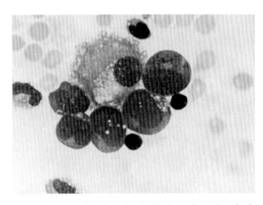

图3-28 胸水，髓系原始细胞，瑞-吉染色，×1000

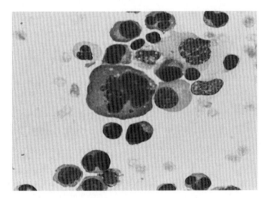

图3-29 胸水，骨髓瘤细胞，瑞-吉染色，×1000

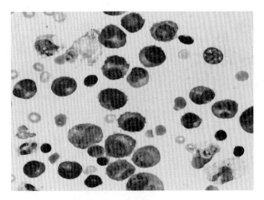

图3-30 胸水，骨髓瘤细胞，瑞-吉染色，×1000

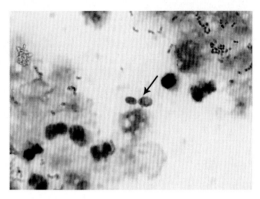

图3-31　胸水，真菌（箭头），瑞-吉染色，×1000

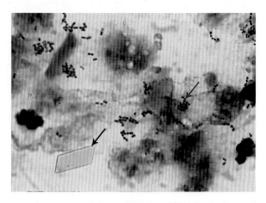

图3-32　胸水，球菌（红箭头），橙色血质结晶（黑箭头），瑞-吉染色，×1000

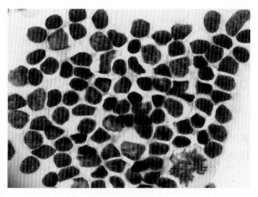

图3-33　胸水，淋巴细胞，瑞-吉染色，×1000

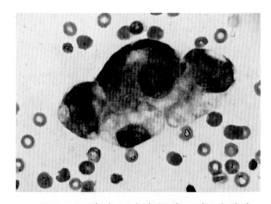

图3-34　腹水，腺癌细胞，瑞-吉染色，×1000

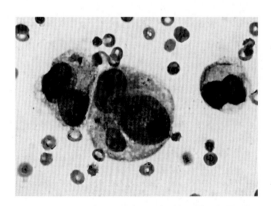

图3-35　腹水，腺癌细胞，瑞-吉染色，×1000

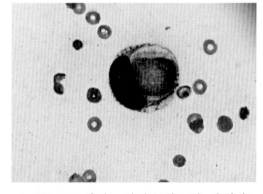

图3-36　腹水，腺癌细胞，瑞-吉染色，×1000

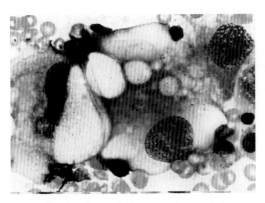

图 3-37 腹水，腺癌细胞，瑞－吉染色，×1000

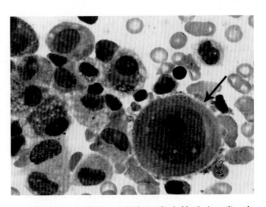

图 3-38 腹水，腺癌细胞（箭头），瑞－吉染色，×1000

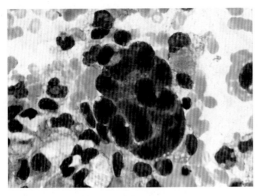

图 3-39 腹水，恶性肿瘤细胞，瑞－吉染色，×1000

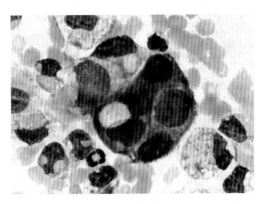

图 3-40 腹水，恶性肿瘤细胞，瑞－吉染色，×1000

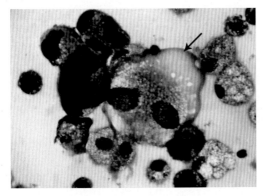

图 3-41 腹水，胃癌细胞（箭头），瑞－吉染色，×1000

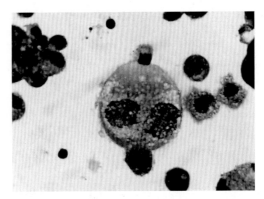

图 3-42 腹水，胃癌细胞，瑞－吉染色，×1000

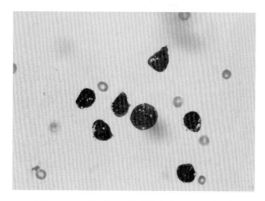

图 3-43　腹水，弥漫大 B 淋巴瘤细胞，瑞-吉染色，×1000

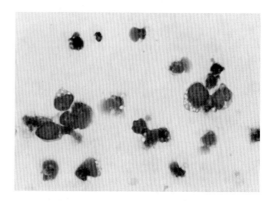

图 3-44　腹水，伯基特淋巴瘤细胞，瑞-吉染色，×1000

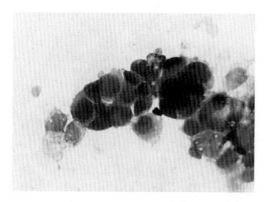

图 3-45　心包积液，腺鳞癌细胞，瑞-吉染色，×1000

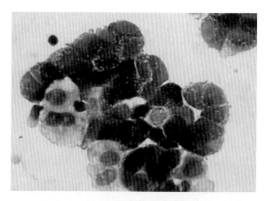

图 3-46　心包积液，腺鳞癌细胞，瑞-吉染色，×1000

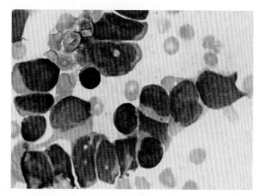

图 3-47　心包积液，小细胞癌细胞，瑞-吉染色，×1000

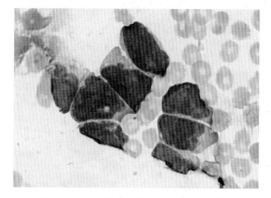

图 3-48　心包积液，小细胞癌细胞，瑞-吉染色，×1000

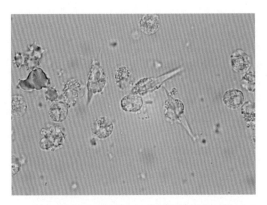

图3-49　心包积液，嗜酸性粒细胞和夏科-莱登结晶，未染色，×400

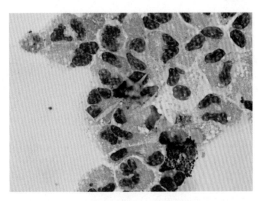

图3-50　心包积液，嗜酸性粒细胞和夏科-莱登结晶，瑞-吉染色，×1000

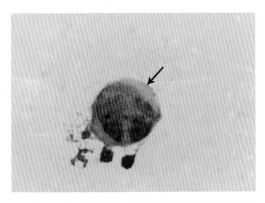

图3-51　脑脊液，恶性肿瘤细胞（箭头），瑞-吉染色，×1000

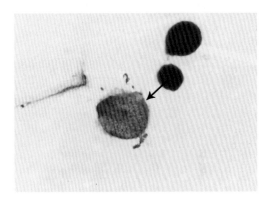

图3-52　脑脊液，恶性肿瘤细胞（箭头），瑞-吉染色，×1000

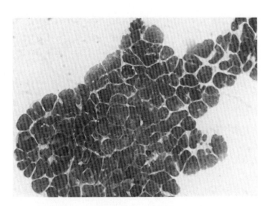

图3-53　脑脊液，髓母细胞瘤细胞，瑞-吉染色，×1000

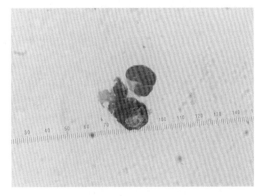

图3-54　脑脊液，髓母细胞瘤细胞，瑞-吉染色，×1000

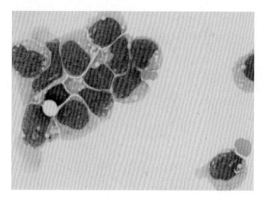

图 3-55　脑脊液，髓系原始细胞，瑞-吉
染色，×1000

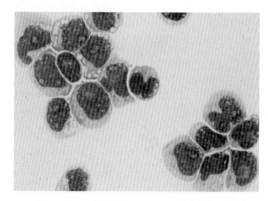

图 3-56　脑脊液，髓系原始细胞，瑞-吉
染色，×1000

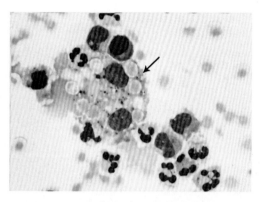

图 3-57　脑脊液，红细胞吞噬细胞（箭
头），瑞-吉染色，×1000

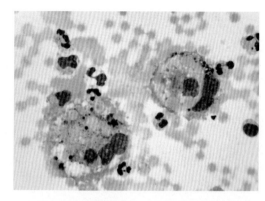

图 3-58　脑脊液，红细胞吞噬细胞，
瑞-吉染色，×1000

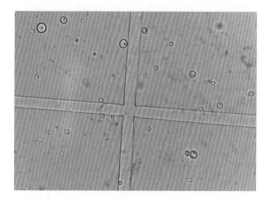

图 3-59　脑脊液，新型隐球菌，未染色，
×400

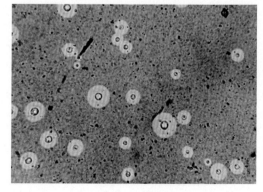

图 3-60　脑脊液，新型隐球菌，墨汁染色，
×400

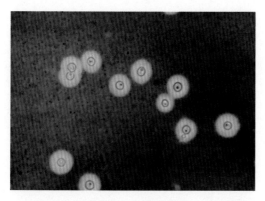

图3-61 脑脊液，新型隐球菌，墨汁染色，×400

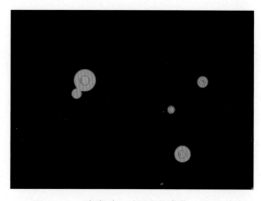

图3-62 脑脊液，新型隐球菌，墨汁染色，×400

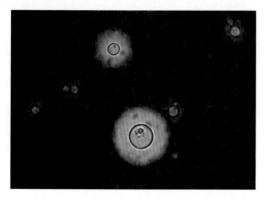

图3-63 脑脊液，新型隐球菌，墨汁染色，×1000

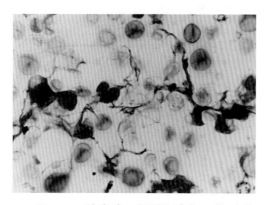

图3-64 脑脊液，新型隐球菌，瑞－吉染色，×1000

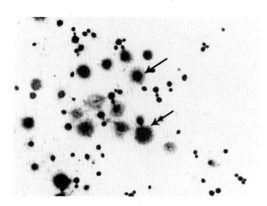

图3-65 脑脊液，新型隐球菌（箭头），瑞－吉染色，×1000

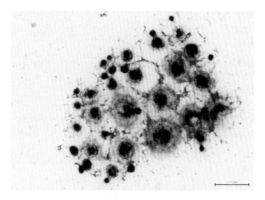

图3-66 脑脊液，新型隐球菌，瑞－吉染色，×1000

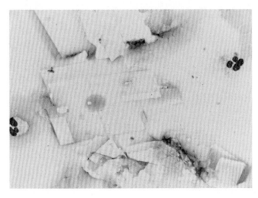

图3-67　关节液，胆固醇结晶，瑞-吉染色，×1000

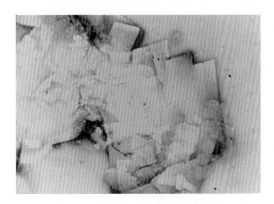

图3-68　关节液，胆固醇结晶，瑞-吉染色，×1000

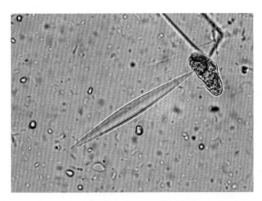

图3-69　粪便，夏科-莱登结晶，未染色，×1000

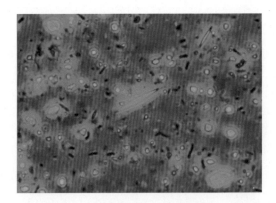

图3-70　粪便，夏科-莱登结晶，相差显微镜，未染色，×400

参考文献

蔡后荣，张湘燕，李惠萍. 实用间质性肺疾病［M］. 2版. 北京：人民卫生出版社，2016.

陈灏珠. 内科学［M］. 4版. 北京：人民卫生出版社，1997.

陈佳怡，梁宗安. 基于肺癌分类标准演变对肺炎型肺癌的新认识［J］. 中国呼吸与危重监护杂志，2018，17（6）：6.

戴缤，胡志强，朱广通，等. 颅脑肿瘤患者颅内感染影响因素分析及脑脊液病原学特点［J］. 中华医院感染学杂志，2019（9）：4.

丁金旺，叶柳青，张煜，等. 甲状腺转移性肾癌1例［J］. 中华全科医学，2015，13（1）：3.

丁燕，宋和娣，崔爱瑛. 注射用头孢曲松钠致婴儿尿结晶1例［J］. 中国药物警戒，2019，16（9）：2.

杜春，郭秀兰. 原发性腹膜癌1例［J］. 胃肠病学和肝病学杂志，2013，22（10）：2.

高成英，王彩莹，苏勤军，等. 透明细胞性肾细胞癌鼻腔转移二例［J］. 中华病理学杂志，2020，49（6）：3.

关鸿志，王长华，郭玉璞，等. 脑脊液细胞学检查的特异性发现［J］. 中华神经科杂志，2004，37（1）：65-67.

何俊瑛，孔繁元，郭力. 临床脑脊液细胞学诊断［M］. 石家庄：河北科学技术出版社，2007.

黄思念，谭云山，姚俊霞，等. 原发性腹膜癌1例［J］. 临床与实验病理学杂志，2013，29（5）：577-578.

姜静波，吴宏成，汤耀东，等. 肺泡蛋白沉积症的临床分析和诊治的探讨［J］. 临床肺科杂志，2008，13（1）：4.

蒋小莉，陈明，王艳艳，等. 肾透明细胞癌脑膜转移一例并文献复习［J］. 海南医学，2019，30（2）：2.

林岚，林琼，林挺岩，等. 以胸腔积液为首发表现及腺苷脱氨酶ADA显著增高为特点的淋巴瘤一例［J］. 基础医学与临床，2012（12）：107-110.

刘超群，周道银，徐健，等. 31例肺泡蛋白沉积症的支气管肺泡灌洗液常规细胞学检查分析［J］. 中国卫生检验杂志，2018，28（12）：3.

刘超群，朱凤娇. 特殊体液疾病分析100例［M］. 南昌：江西科技出版社，2019.

刘晓雯，钟艳平，刘培焱，等. 腹膜间皮瘤3例报告［J］. 临床肝胆病杂志，2019，35（3）：4.

刘莹，谢兴宇. 肺泡蛋白沉积症1例［J］. 现代医药卫生，2019，35（2）：3.

卢金金. 脑脊液细胞学检查在诊断中枢神经系统白血病中的应用［J］. 中国医药科学，2013，3（20）：2.

卢兴国. 体液脱落细胞学图谱［M］. 北京：人民卫生出版社，2011.

吕涵柠，张鑫宇，赵文浩，等. 乳腺癌软脑膜转移研究进展［J］. 中华乳腺病杂志：电子版，2020，14（5）：4.

马博文. 浆膜腔积液细胞病理学诊断［M］. 北京：人民军医出版社，2014.

马博文. 支气管与肺细胞病理学诊断［M］. 北京：人民军医出版社，2011.

孟芝兰，刘鸿瑞，梁智勇，等. 肺泡蛋白沉积症的病理学特点与诊断［J］. 中华病理学杂志，2005，34（9）：4.

潘雪，陶慧娟，周道银，等. 尿液细胞形态学检查在膀胱癌诊断中的应用［J］. 检验医学，2020，35（1）：3.

赛叶·阿里，艾德蒙·赛巴斯. 浆膜腔积液和脑脊液细胞病理学图谱［M］. 北京：北京科学技术出版社，2016.

尚红，王毓三，申子瑜. 全国临床检验操作规程［M］. 4版. 北京：人民卫生出版社，2015.

沈旦，曾大雄，陈延斌，等. 以呼吸道症状为首发表现的淋巴瘤九例报告并文献复习［J］. 中国呼吸与危重监护杂志，2017（2）：38-42.

孙蕾，季涛云，张尧，等. 以中枢神经系统症状起病的儿童急性淋巴细胞白血病3例［J］. 国际儿科学杂志，2017，44（10）：6.

孙丽萍. 淋巴瘤的肺部侵犯［J］. 镇江医学院学报，2001（03）：103.

王莹莹. 细胞形态学检查对鉴别良恶性胸腹水细胞的探讨［J］. 国际检验医学杂志，2011（7）：70-71.

韦善求，莫武宁. 骨髓涂片检查对神经母细胞瘤诊断的意义［J］. 检验医学，2011，26（6）：394-397.

文智能，肖仕辉. 恶性腹膜间皮瘤1例报道［J］. 中外医学研究，2012，10（14）：161.

吴茅，单志明，林慧君，等. 常规浆膜积液细胞检验现状与质量控制［J］. 检验医学，2008，4：425-427.

吴茅，邱莲女. 常规细胞学检验实用手册［M］. 杭州：浙江大学出版社，2013.

吴茅，王珍妮，林慧君，等. 结核性积液细胞学图文报告结果评价［J］. 检验医学，2020，35（11）：1099-1102.

吴茅，周道银，许绍强，等. 浆膜腔积液细胞形态学检验中国专家共识［J］. 现代检验医学杂志，2020（6）：1-3.

吴茅. 对现代细胞形态报告存在问题的探讨和建议［C］. 2011年浙江省检验医学学术年会论文汇编，2011：180-182.

吴茅. 浆膜积液细胞图谱新解及病例分析［M］. 北京：人民卫生出版社，2018.

席娟，郝娟，陈嘉屿. 腹膜恶性间皮瘤的研究进展［J］. 当代医学，2020，26（25）：3.

夏静，荣令，曹利芳，等. 肺部咳出物病理检查确诊肾透明细胞癌肺转移1例［J］. 临床肺科杂志，2019，24（3）：2.

熊媛媛，刘志娟，陈琳，等. 淋巴瘤同时合并原发实体肿瘤17例临床分析［J］. 中华血液学杂志，2018，39（04）：277-280.

许绍强，周道银，吴茅，等. 脑脊液细胞形态学检验中国专家共识（2020）［J］. 现代检验医学杂志，2020（06）：15-17，83.

闫立志，张时民. 活体染色法在筛查尿液诱饵细胞中的应用［J］. 临床检验杂志，2020，38（10）：3.

闫立志. 尿液有形成分图谱新解及案例分析［M］. 长沙：湖南科学技术出版社，2020.

杨双竹，张澍田. 内镜超声引导下穿刺活检术在胰腺囊性病变中的诊断价值［J］. 中华消化内镜杂志，2020（7）：522-525.

杨文钰，陈晓娟，郭晔，等. 脑脊液不同检测方法在儿童白血病中枢神经系统状态评估中的比较和应用［J］. 国际儿科学杂志，2018，45（10）：4.

杨艳华，贺建华. 以腹痛为首发症状的原发性腹膜癌1例诊断分析并文献复习［J］. 医学理论与实践，2019，32（2）：2.

杨毅宁. 脑脊液细胞学检查的临床应用［J］. 中华检验医学杂志，2017，40（12）：916-919.

张建华，曹永新，张琳. 肺癌肺结核并存结核漏诊9例分析［J］. 中国误诊学杂志，2002，2（9）：1389-1390.

张时民，孔虹，贾茹. 尿结晶检查案例分析及诊断价值［J］. 检验医学，2020，35（11）：4.

张时民. 实用尿液有形成分分析技术［M］. 2版. 北京：人民卫生出版社，2020.

章琴. 以胸水为主要临床表现的非霍奇金淋巴瘤一例［J］. 现代医学与健康研究，2018（2）：184.

赵俊军，徐健，刘春芳，等. 以胸腔积液为首发症状的四例非HIV相关原发性渗出性淋巴瘤患者临床特征分析［J］. 中华血液学杂志，2016，37（7）：616-619.

周道银，陆志成，俞靖龙，等. 小儿胸水常规细胞学检查诊断神经节神经母细胞瘤一例［J］. 检验医学，2006，21（2）：181-182.

周剑峰，黄梅. T淋巴母细胞淋巴瘤的特征及治疗进展［J］. 临床血液学杂志，2013（11）：14-15.

周靖泳，王娟，汤华. 多发性骨髓瘤误诊资料分析［J］. 国际检验医学杂志，2016，37（10）：3.

朱海青，王春宁，沈静，等. 脑膜癌病的临床与病理特点［J］. 临床神经病学杂志，2006，19（5）：3.

朱焱，韩翠红，杨叶琳，等. 转移性肾细胞癌196例临床病理学特征［J］. 中华病理学杂志，2020，49（12）：6.

Berkman N，Breuer R. 淋巴瘤的肺部侵犯［J］. 国外医学呼吸系统分册，1993.

Bonella F，Bauer PC，Griese M，et al. Pulmonary alveolar proteinosis：new insights from a singlecenter cohort of 70 patients［J］. Respir Med，2011，105（12）：1908.

Chen XC，Liu T，Li JJ，et al. Efficacy and safety of leflunomide for the treatment of BK virus-associated hemorrhagic cystitis in allogeneic hematopoietic stem cell transplantation recipients［J］. Acta Haematol，2013，130（1）：52-56.

Chutipongtanate S，Thongboonkerd V . Ceftriaxone crystallization and its potential role in kidney stone formation［J］. Biochemical & Biophysical Research Communications，2011，406（3）：396-402.

De PSL，Patah PA，Saliba RM，et al. Hemorrhagic cystitis after allogeneic hematopoietic stem cell transplants is the complex result of BK virus infection，preparative regimen intensity and donor type［J］. Haematologica，2010，95（7）：1183.

Mousavi S A，Moazed V，Mohebbi N，et al. Conjugated estrogen in Late-Onset hemorrhagic cystitis associated with hematopoietic stem cell transplantation［J］. International Journal of Hematology-Oncology and Stem Cell Research，2017，11（1）：13-18.

Rosen SH，Castleman B，Liebow AA. Pulmonary alveolar proteinosis［J］. The New England Journal of Medicine，1958，258（23）：1123-1142.

Sangoi AR，Karamchandani J，Kim J，et al. The use of immunohistochemistry in the diagnosis of metastatic clear cell renal cell carcinoma：a review of PAX-8，PAX-2，hKIM-1，RCCma，and CD10［J］. Advances in Anatomic Pathology，2010，17（6）：377-393.

Sejima T，Iwamoto H，Masago T，et al. Oncological and functional outcomes after radical nephrectomy for renal cell carcinoma：A comprehensive analysis of prognostic factors［J］. International Journal of Urology Official Journal of the Japanese Urological Association，2013，20（4）：382-389.

seymour JF，presneill JJ. Pulmonary alveolar proteinosis：progress in the first 44 years［J］. American journal of respiratory and critical care medicine，2002，166（2）：215-235.

专业名词英文缩写

中文专业名词	英文缩写	中文专业名词	英文缩写
碱性磷酸酶	ALP	嗜酸性粒细胞	E
天冬氨酸转氨酶	AST	红细胞沉降率	ESR
丙氨酸转氨酶	ALT	铁蛋白	FER
淀粉酶	AMY	纤维蛋白原降解产物	FDP
白蛋白	ALB	游离前列腺特异抗原	f-PSA
甲胎蛋白	AFP	谷胺酰基转移酶	GGT
抗核抗体	ANA	球蛋白	GLB
抗链球菌溶血素O	ASO	葡萄糖	GLU
腺苷脱氨酶	ADA	胃泌素释放肽	GRP
隐血	BLD	血红蛋白	Hb
尿素	URE	血细胞比容	HCT
钾离子	K^+	人附睾蛋白4	HE4
钠离子	Na^+	高密度脂蛋白胆固醇	HDL-C
氯离子	Cl^-	免疫球蛋白A	IgA
钙离子	Ca^{2+}	免疫球蛋白G	IgG
镁离子	Mg^{2+}	免疫球蛋白M	IgM
胆碱酯酶	CHE	间接胆红素	IBIL
肌酐	CRE	酮体	KET
肌酸激酶	CK	乳酸脱氢酶	LDH
癌胚抗原	CEA	红斑狼疮细胞	LEC
癌抗原125	CA125	淋巴细胞	L
癌抗原153	CA153	低密度脂蛋白胆固醇	LDL-C
癌抗原19-9	CA19-9	尿白细胞	LEU
癌抗原242	CA242	单核细胞	M
癌抗原724	CA724	单个核细胞	MN
细胞角蛋白19片段	CYFRA211	亚硝酸盐	NIT
C反应蛋白	CRP	神经元特异性烯醇化酶	NSE
D-二聚体	D-Dimer	中性粒细胞	N
直接胆红素	DBIL	酸碱度	pH

中文专业名词	英文缩写	中文专业名词	英文缩写
降钙素原	PCT	甘油三酯	TG
尿蛋白	PRO	甲状腺球蛋白抗体	TGAb
血小板	PLT	甲状腺过氧化物酶抗体	TPOAb
多形核白细胞	PMN	总前列腺特异抗原	t-PSA
红细胞	RBC	尿酸	UA
总蛋白	TP	白细胞	WBC
总胆红素	TBIL	比重	SG
总胆固醇	TC	鳞状细胞癌抗原	SCC